Life Extension Beyond Orthomolecular

病気の原因は栄養欠損が9割

分子栄養医学《オーソモレキュラー》を超えた抗老化健康術《ビヨンドライフ・エクステンション》

歯学博士　清水英寿

はじめに

私の専門は歯周病の治療です。歯周病は感染症であり、全身疾患です。ですから、歯周病を改善するためには感染の予防が大切です。同時に、心身のコンディションを整えることも不可欠です。そのため、日々の診療では、口腔と全身の両方の改善を考える「口腔内科医」という立場で患者さんを診察しています。

「生活習慣病のように長い潜伏期間を経て発症する病は『未病』のうちに予防できる。歯科医も予防に協力して、発症したら各科の医科に委《ゆだ》ねる」

本書はその構想を具体化するための手引書です。

消化器系のはじまりは口腔です。口腔は観察できる「内臓」です。口唇《くちびる》からはじまり、歯、歯肉、舌は、直視することができます。体の入り口の「口腔」には、さまざまな情報が集まっています。口腔を観察することで、心身のさまざまな状態を確認することができます。

古来日本では、老化はハメマラ（歯・眼・下半身）からはじまると言い伝えられてきました。いずれも体の末端で毛細血管が多く、循環不全で酸欠、栄養欠損を生じやすい組織です。それが、昨今話題になっているサルコペニア（筋力低下）・フレイル（筋肉萎縮）を招きます。

次に、血液も心身のさまざまな情報を備えています。血液検査は現代の医療で、一般的に行われる検査です。針の穴ひとつという小さな侵襲で、多くの心身の情報を引き出すことができる優れた検査です。

私達の心身情報は口に集まり、さらに血液に集約されているのです。

ここで、当医院で行っている診療の流れをご説明しましょう。

はじめに顔貌を観ます。顔色、肌つや、頸部のイボ、顔のシミ、目の下のクマの有無などを確認します。

次に、歯、歯肉、舌、顎骨を観察します。被せものや詰めもの、矯正治療等の歯科の既往歴を確認します。

続いて「口臭」を測定します。口の中の環境を担っている「唾液」の量と質を調べます。

舌、歯垢、唾液の「虫歯菌」を培養して調べます。

歯周病菌と虫歯菌のゲノムを調べて、虫歯と歯周病の潜在感染のリスクを判定します。

その後、歯肉の滲出液《しんしゅつえき》を顕微鏡で観察して、虫歯菌、歯周病菌の状態、赤血球の状態、白血球の状態を調べます。

以上が、全身状態を把握するためのスクリーニングになります。

口の検査に続いて、全身状態を把握します。138項目の問診で、本人が日常で自覚している心身の健康状態を確認します。72項目の血液検査と尿検査をもとに、心身の状態を把握します（直接、間接的に、不調がわかる血液検査の項目を文中に載せています）。

検査データの基準値の幅を狭く解析することで、予防を目的とした心身の状態と、不調の根本的な原因がわかります。

具体的には主に次の情報を入手します。

図１　当院の診察の流れ

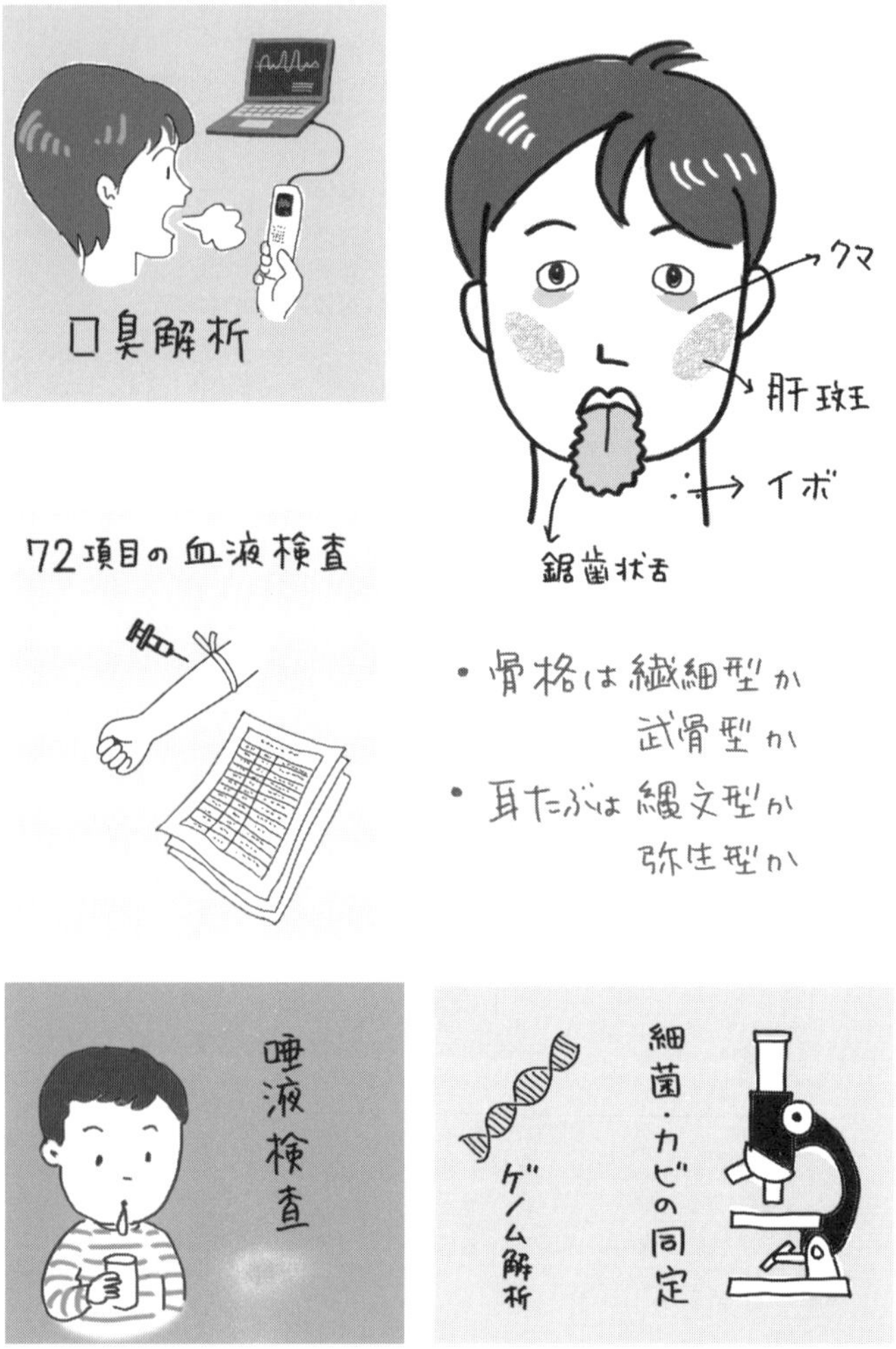
口臭解析
クマ
肝斑
イボ
鋸歯状舌
72項目の血液検査
・骨格は繊細型か
武骨型か
・耳たぶは縄文型か
弥生型か
唾液検査
ゲノム解析
細菌・カビの同定

・未病（生活習慣病のように、長い潜伏期間がある発症前の状態）
・家系的弱点、体質的弱点
・不足している栄養素
・生活習慣（食事、運動、睡眠、自律神経のバランス、嗜好性）

以上の診査で得られた情報をもとに、根本的な改善策（根治療法）を検討します。治療を要する明らかな「病気」が見つかったら、専門医やかかりつけ医に依頼して、医科歯科の連携を図ります。

老化は風化です。20歳、35歳、50歳という年齢の過渡期があります。神様は、人間が枯れて朽ちていくようにつくったのです。自然に委ねていると、35歳頃から老化が加速して、50歳からは、老化との闘いになります。すなわち、体質的・家系的弱さを克服して、生活習慣の見直しが必要になります。

現在、５人に１人は介護が必要になります。２人に１人はがんになります。将来、50％のヒトが１００歳を超える長寿社会になると予測されています。

エレガントでダンディに生き抜くための、ライフ・エクステンション（抗老化健康術）を口からはじめましょう！

２０１９年12月

歯学博士・口腔内科医　清水英寿

病気の原因は栄養欠損が9割　もくじ

第1章　口は全身の縮図だ

第2章 タンパク質不足が招く不調

第3章 胃酸の分泌が健康への第一歩

第4章 貧血は冷え性を招き、万病のもとになる

第5章 交感神経過緊張による酸化ストレスを防ごう

第6章　皮膚免疫と腸管免疫　皮膚免疫を強化しよう

第1章

口は全身の縮図だ

歯肉は全身状態を映す鏡

コラーゲンが主体の歯肉は、皮膚と一緒で、タンパク質と鉄とビタミンCで構築されています。コラーゲンはタンパク質とビタミンCでつくられて、鉄が立体構造を固定維持しています。そのため、皮膚・粘膜は、これらの栄養素が不足すると脆弱化します。

全身がほぼ同様の組織なので、歯肉は全身を投影します。

栄養素は血流の川を、タンパク質の船に乗って運ばれます。

貧血は、川の流れの滞りを表し、栄養素の供給に影響します。ヒトは老化で貧血になり、栄養素が不足するようにできているのです。

発生の順番は腸よりも皮膚が先

昨今の腸内細菌ブームですが、発生の順番を考えると皮膚免疫が大切です。皮膚がくぼんで形成される、消化器系のトラブルは皮膚に発症します。口内炎やアトピーな

図２　歯を支える骨と歯肉の構成

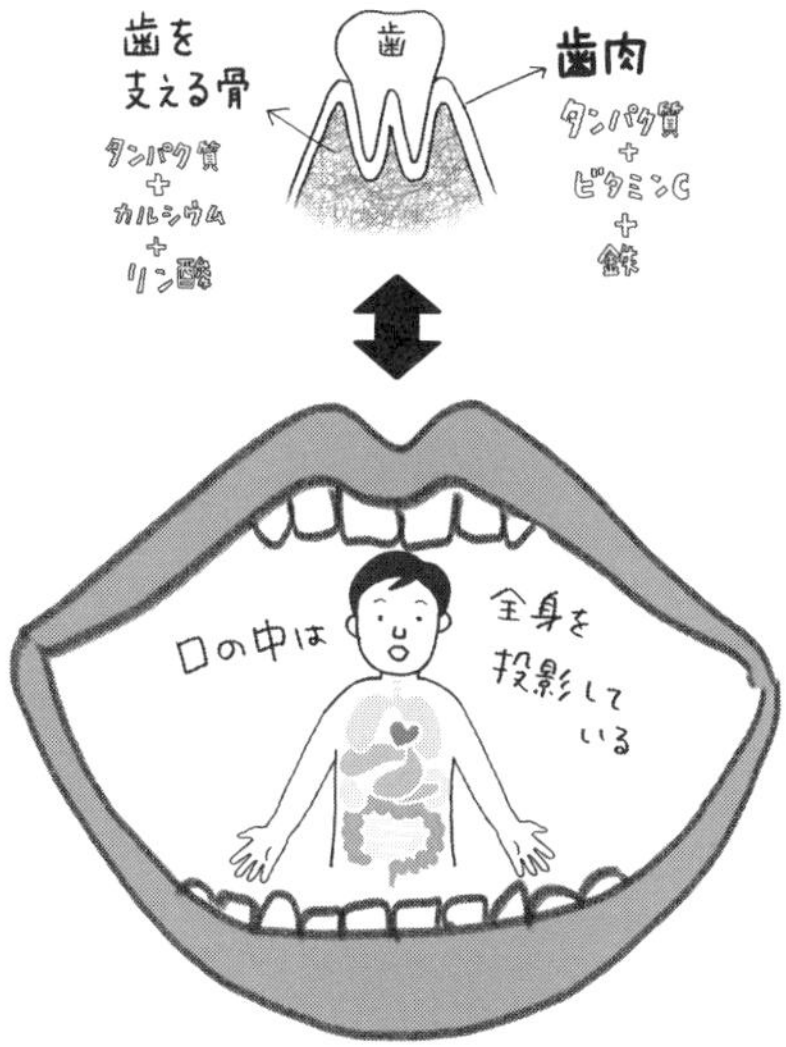

図３　栄養素は血流の川をタンパク質の船に乗って運ばれる

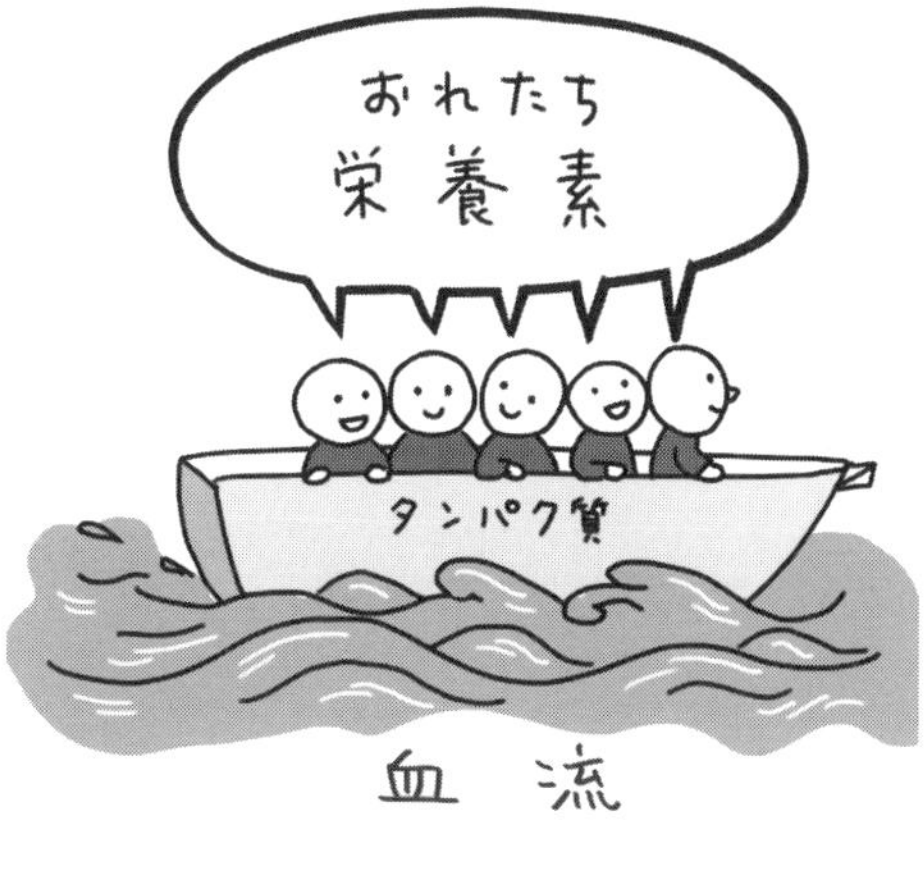

どの皮膚疾患が皮膚・粘膜に表れるのはそのためです。

東洋医学の経絡（氣の道）が線路のように内臓と連結しているのも、発生のプロセスで科学的に説明することができます。

卵が受精して、胚になり、臓器は心臓から順番につくられはじめます。しかし、消化器系はちょっとつくられ方が異なります。外側が凹んでつくられます。ホヤやサンゴは口（入り口）と出口が一緒ですが、ヒトは凹みが貫通したので口の反対側に肛門があります。

このように発生からみると、消化器系（口、胃、腸）は体の外なのです。組織がつくられる順番を踏まえると、皮膚は、消化器系の親分です。消化器系は体の外側なので皮膚と同様に、バイ菌（常在細菌）が住める環境です。皮膚にはブドウ球菌、口は歯周病菌と虫歯菌、胃にはピロリ菌、腸には腸内細菌が住んでいます。

皮膚にも、消化器系のような仕組みが備わっています。鼻粘膜や歯肉は、皮膚と消化器系の境目に位置します。そのため、歯周病や花粉症は腸内環境だけではなく、皮膚の支配を受けています。

図4　ヒトの発生の順番

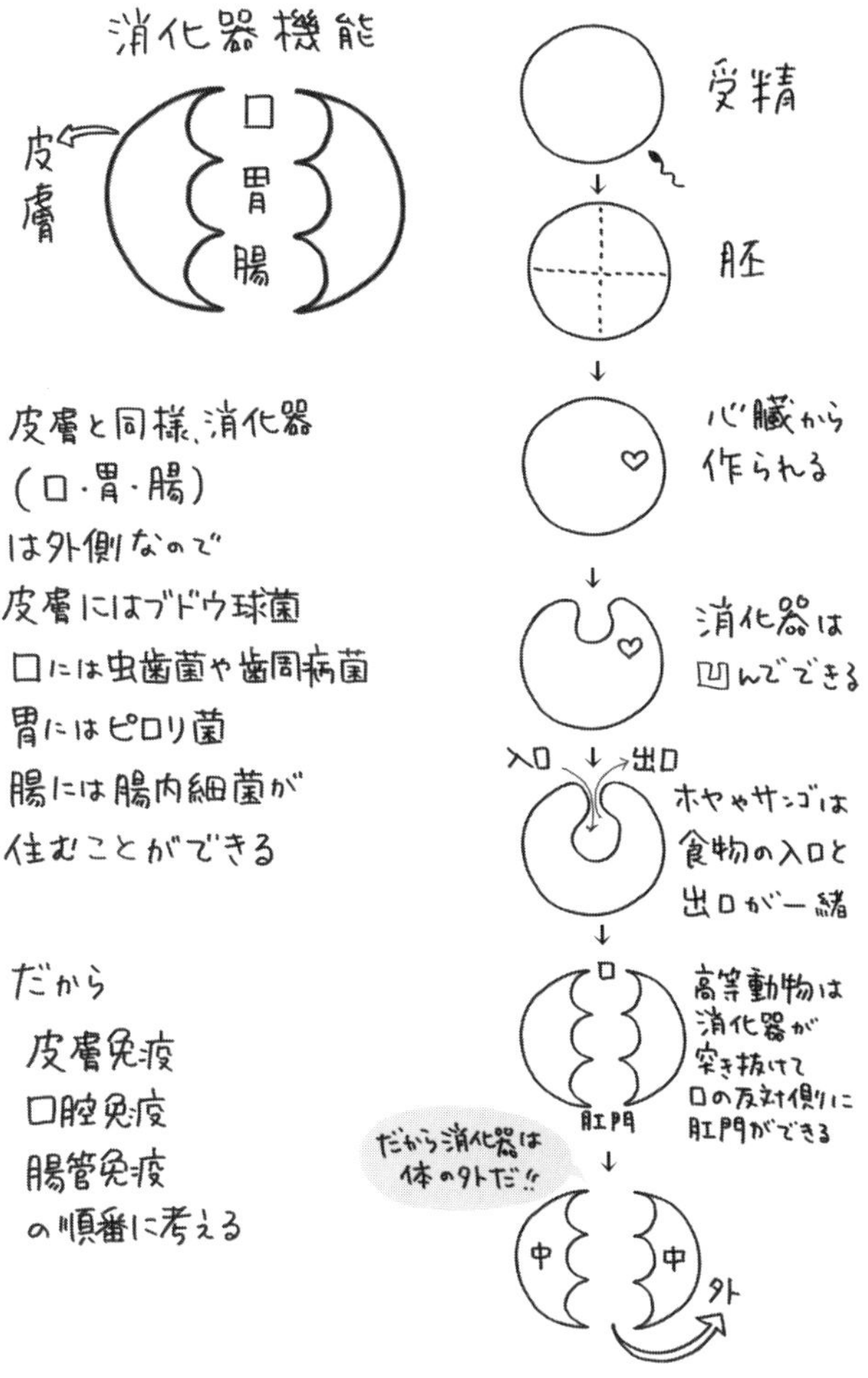
消化器機能
皮膚
口
胃
腸
皮膚と同様、消化器
(口・胃・腸)
は外側なので
皮膚にはブドウ球菌
口には虫歯菌や歯周病菌
胃にはピロリ菌
腸には腸内細菌が
住むことができる
だから
皮膚免疫
口腔免疫
腸管免疫
の順番に考える
受精
胚
心臓から
作られる
消化器は
凹んでできる
入口
出口
ホヤやサンゴは
食物の入口と
出口が一緒
口
高等動物は
消化器が
突き抜けて
口の反対側に
肛門ができる
肛門
だから消化器は
体の外だ!!
中
中
外

舌に表れる「隠れ肥満」の兆候

舌がノコギリ状にギザギザしていれば「隠れ肥満」です。脂肪肝のヒトは、舌にも脂肪がついて肥っているのです。舌の肥満がわかりやすいのは、周囲を歯列で囲まれているので、舌縁が歯で圧迫されて歯型がつくからです。

就寝時には大きな舌が喉を塞ぐので苦しくなり、開口状態でいびきをかくようになります。糖尿病にならないように、深夜に体がインスリンを出すので、血糖値が下がって「低血糖性ショック」を生じます。すると、体が驚いてノルアドレナリンというホルモンを出します。筋力を硬直させるホルモンなので、噛む筋肉（咬筋）も硬直します。歯ぎしりやくいしばりの悪習癖を招きます。

図5　舌がノコギリ状にギザギザしているのは「隠れ肥満」

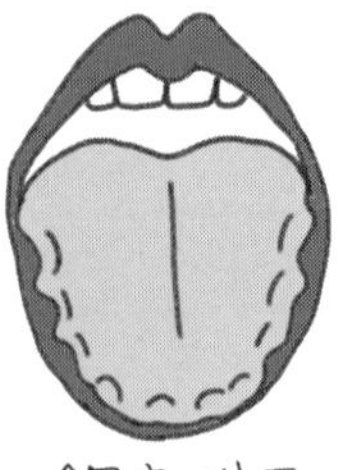

血液検査でわかる隠れ肥満

- GOT、GPT、γ-GTP
- LD、ALP、ChE
- 直接ビリルビン
- HDLコレステロール
  LDLコレステロール
  中性脂肪
- フェリチン

このような仕組みで筋肉が硬直すると、肩がこる、口が渇いて口臭が気になるといったことが引き起こされ、目覚めが悪くなります（第2章で詳しく説明します）。

脂肪肝が長引くと顔のシミが増える！

脂肪肝が長引くと、特徴のあるシミが顔に発現します。頬骨の付近で、肝臓の形をしたシミができるので、「肝斑」といわれます。耳珠《じじゅ》付近では10円玉のようなシミになります。長期間の脂肪肝で、肝機能が低下しているために増えるシミです。

脂肪肝の根本原因はタンパク質の不足なので、第2章で詳しくご説明します。

図6　脂肪肝が長引くと顔に肝臓の形をした肝斑というシミができる

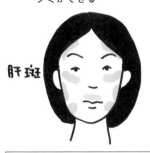

血液検査でわかる脂肪肝

- GOT、GPT、γ-GTP
- LD、ALP、ChE
- 直接ビリルビン
- HDLコレステロール
  LDLコレステロール
  中性脂肪
- フェリチン

唾液でわかる体のSOS

唾液は、ヒトの老化度と体調の情報を持っています。唾液を調べることで、老化の度合いや健康状態を確認することができます。

血液、尿、便など、通常は体の中にあるものが外に出て排泄物になると、忌み嫌う傾向があります。

実は、歯の治療に際しても、同様の傾向があります。歯の治療では、唾液はしばしば治療の妨げになるので、邪魔者扱いになるのです。

ヒトは35歳を過ぎると老化が加速します。

老化現象のひとつに、体液の分泌量の減少があります。老化は風化で、ヒトは枯れていくのです。

歳をとると唾液の量も減少します。加齢による唾液分泌低下の原因は、唾液腺の萎縮、口の中で起こるサルコペニア・フレイル（筋力低下・虚弱）の一種です。

唾液の分泌量が下がると、体にはさまざまな影響が出ます。唾液は、口の中の潤滑や、味覚を感じる機能の他にも、炭水化物の消化、歯周病菌や虫歯菌の殺菌、食物の中和、成長ホルモンの分泌、赤血球をつくる材料のビタミンB12の活性化など、多くの役割を果たしているからです。

加齢による唾液腺の萎縮の他に、唾液の分泌量を低下させる原因には、次のようなものがあります。

○交感神経の過緊張

↓ストレス社会では、自律神経のバランスを崩しやすく、交感神経の過緊張になりやすい傾向があります。

○喫煙とその他の嗜好品

↓タバコのニコチンは、唾液の分泌を抑える作用があります。その他、コーヒーのカフェインやお茶のテアニンの摂取過多、過飲酒による脱水症状も唾液の分泌量を抑制します。

○薬物

↓花粉症の鼻炎を抑える薬をはじめ、抗アレルギー薬等の中には、唾液の分泌量を抑制するものがあります。

○タンパク質の摂取不足、または吸収不足

↓唾液成分のムチンや、胃液のムコ多糖、細胞を潤す「代謝水」はタンパク質からつくられるので、タンパク質が不足すると唾液の分泌量が低下します。

○カルシウムの不足

↓腺細胞（分泌を主な機能とし、分泌腺を構成する細胞）の活動はカルシウムによって促されるため、カルシウムが不足すると唾液が分泌しにくくなります。

○自己免疫疾患

↓涙や唾液をつくっている涙腺や唾液腺などに炎症が生じ、分泌が低下してしまう症状（シェーグレン症候群など）があります。

○歯の喪失による咀嚼の機能障害

↓唾液腺のうち、耳下腺と顎下腺は「噛む力」によって唾液の分泌量が増えるため、咀嚼ができなくなると唾液の分泌量が低下します。

○旨味《うまみ》成分の摂取不足

↓舌下腺は、旨味（アミノ酸）に反応することで唾液の分泌が促進されるため、旨味成分の摂取が不足すると、唾液の分泌量は低下します。

唾液の質が大切

唾液のアルカリ度が高いほど殺菌力が強くなります。体が酸性になると唾液も酸性になるので、体をアルカリ性に保つことが大切です。主な原因は糖類（炭水化物や果物）やアルコールの過剰摂取、糖尿病や痛風などの体調不良です。

唾液をアルカリ性に保つために、小松菜やケールといった野菜のジュースを摂りましょう。半束の小松菜でコップ半分程度の野菜ジュースをつくって飲みます。

しかし実際は、ジュースを毎日つくるのは面倒ですし、生のジュースは寄生虫の危険性もあります。そこでおすすめなのが、補助栄養食品の「スピルリナ」です。

藍藻類《らんそうるい》のスピルリナは、細胞の中の機能性栄養素を摂取しやすく、細胞壁を持つクロレラよりも栄養素の吸収力がよいのが特長です。ビタミンA（β－カロチン）と鉄分が豊富ですが、ビタミンCは別に補給します。

胃酸が少ないヒトではもたれたり、三価の植物鉄の吸収力が低下するので、クエン酸とビタミンCで鉄の吸収力の手助けをします。

スピルリナは、8グラム程度の摂取で1日に必要な量の不溶性食物繊維をまかなうことができ、1カ月分が1000円程度と安価なサプリメントです。

歯肉の出血でわかる体のコンディション

歯肉のわずかな滲出液《しんしゅつえき》を採取して赤血球、白血球、細菌の状態を顕微鏡で観察します。それにより、歯周病菌の感染状態の他、不足している栄養素や全身のコンディションを調べることができます。

赤血球像でわかる不調

ビタミンB_{12}やビタミンB_9（葉酸）が不足すると赤血球が分裂できずに大きいまま血液中に出てきます。毛細血管の末端に酸素を運べないので、末端冷え性になります。詳細は第4章で説明しますが「大球性貧血」といわれるものです。その他、口の中の赤血球の型で得られる体の情報があります。

○冷え性がわかる

・雨だれレモン型→過労、肩こり、脂肪酸の不足

○ドロドロ血液がわかる

・ラッシュ型→ドロドロ血液

○交感神経過緊張（ストレス）がわかる

・ダメージ型→極度の精神性ストレス

○貧血がわかる

・小型（小球性）→鉄分不足、片頭痛の原因、内臓の冷え性

・大型（大球性）→ビタミンB12、葉酸不足、肩こりの原因、末端の冷え性

○ホルモン不足がわかる

・楕円形→女性ホルモン不足、副腎疲労症候群

○免疫力の低下がわかる

・金平糖型→免疫力の低下、歯周病菌の増加

○唾液の分泌低下がわかる

・ハリセンボン型→炭水化物（糖類）の過摂取、唾液の分泌不足

図7　赤血球像でわかる不調

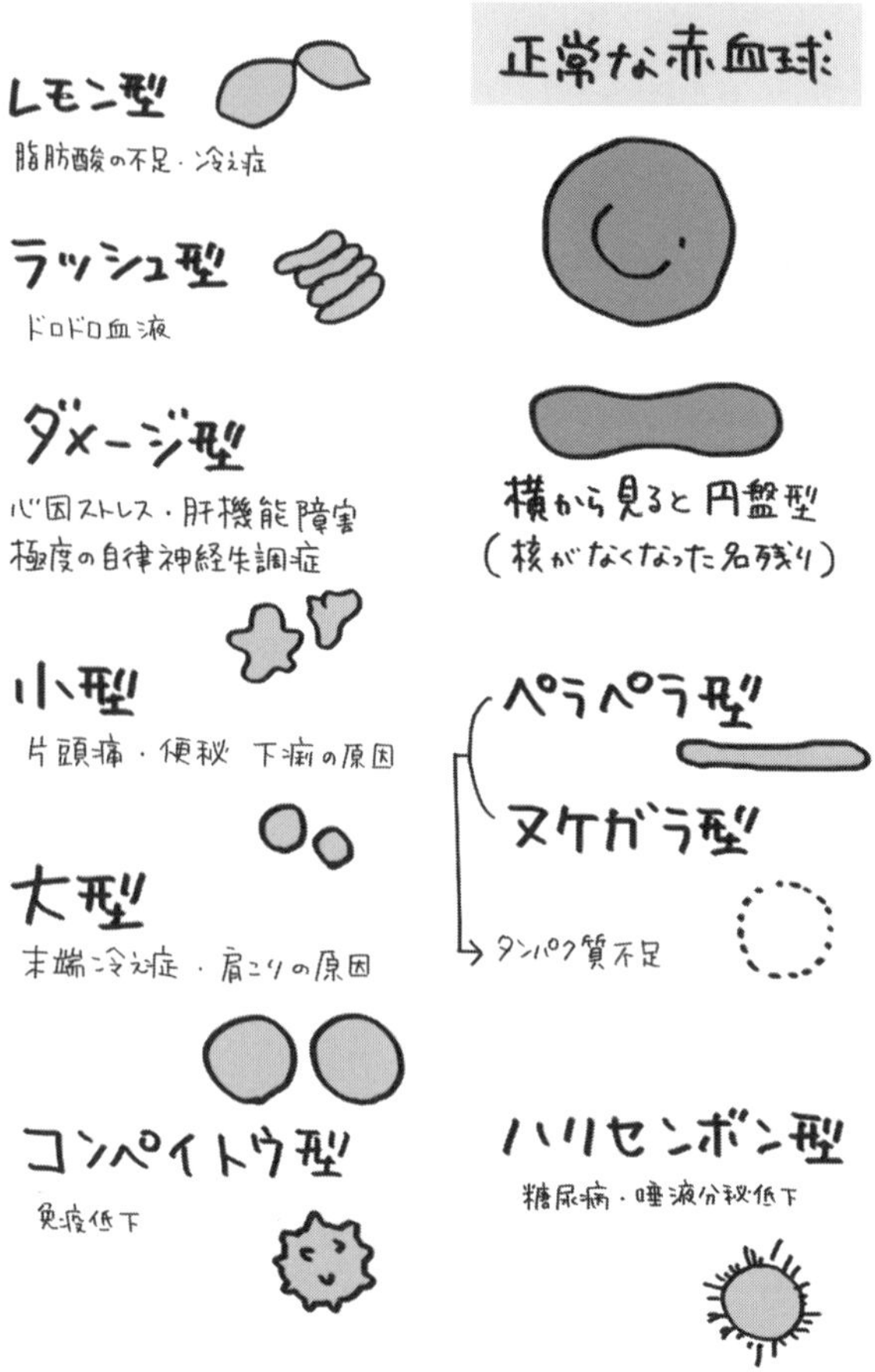

正常な赤血球
横から見ると円盤型
（核がなくなった名残り）
レモン型
脂肪酸の不足・冷え症
ラッシュ型
ドロドロ血液
ダメージ型
心因ストレス・肝機能障害
極度の自律神経失調症
小型
片頭痛・便秘 下痢の原因
大型
末端冷え症・肩こりの原因
コンペイトウ型
免疫低下
ペラペラ型
ヌケガラ型
タンパク質不足
ハリセンボン型
糖尿病・唾液分泌低下

○栄養不足がわかる

・ぺらぺらせんべい型→五大栄養素の極端な欠損

○タンパク質の不足がわかる

・ヌケガラ型→極端なタンパク質不足

また、ビタミンB12と葉酸が不足すると血液検査ではリンパ球、アルファグロブリン、尿素窒素、総コレステロールが低値になります。

白血球像で体調を確認する

歯肉の滲出液の白血球を観察します。口の中にバイ菌が多いと、好中球という桿菌（楕円形の細菌）を専門に捕食する白血球が多く確認できます。

また、ストレスを溜め込みやすい、交感神経過緊張のヒトも白血球が多くなります。喫煙者では、タバコの煙を細菌と勘違いして好中球がたくさん出てきます。爆発しては活性酸素を放出するので、細胞が傷みます。喫煙が肺がんを招く一因になる仕組

図８　白血球像の観察で栄養状態から体の不具合までわかる

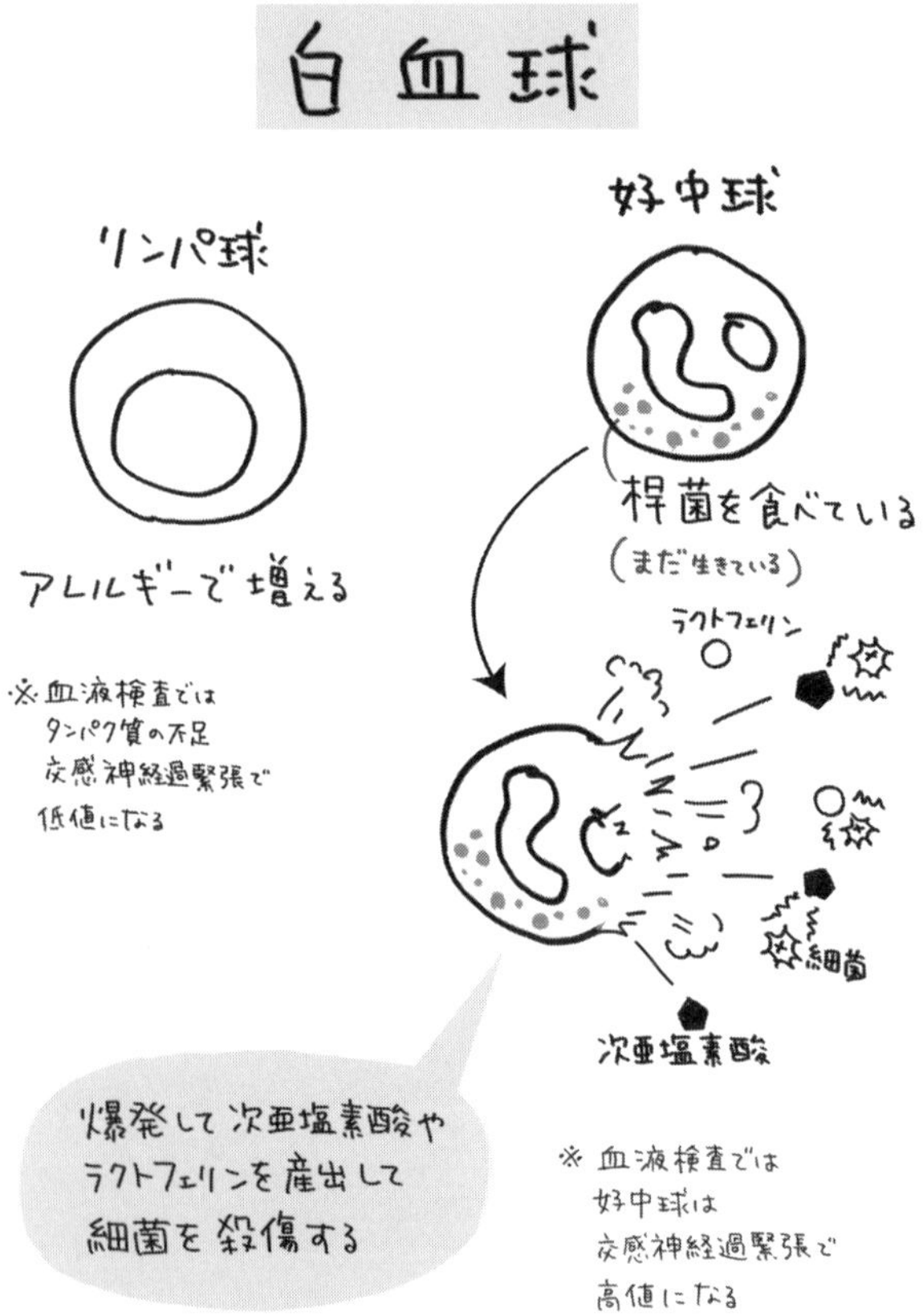

みです。

若年者や妊婦、花粉症のヒトは、花粉症の時期にリンパ球が増えます。

銀歯の周囲でも大きな核を持つリンパ球が出現し、金属に感作（免疫が働きアレルギーを起こす前段階になること）していることがわかります。

金属アレルギーで確認される掌蹠膿疱症《しょうせきのうほうしょう》（手足に膿をもった白い水泡ができる慢性疾患）や、掌蹠膿疱症性骨関節炎が発現しなくても、潜在的には体が金属に感作しているのです。これが「隠れ金属アレルギー」です。

その他、リンパ球の増加は血液検査では、自律神経失調症、タンパク質不足の目安になります。

バイ菌が多い口の中では、好中球（体の中に侵入した細菌などを殺菌する白血球内の細胞）が多く観察されます。同時に好中球の核分裂が進むため、過分葉（5つ以上の核となる）の大きな好中球が観察されます。

白血球を観察すると、このように栄養状態から体の不具合まで、実にさまざまなことがわかるのです。

歯周病が健康を左右する

皆さんは、口腔の病気というと何を思い浮かべるでしょうか?

2大疾患は虫歯と歯周病です。

歯周病は、幼少期に感染した「歯周病菌」によって引き起こされる、炎症性の疾患です。細菌による感染に、免疫力の低下や老化、栄養不足が合併して、さらに悪化します。

進行すると「歯周ポケット」と呼ばれる歯と歯肉の境目が深くなり、歯を支えている土台の骨が溶けて、最終的には歯が抜けてしまいます。

歯を失う原因の約50%が、この歯周病です。歯を磨いた時に出血したり、歯肉が腫れていたり、歯と歯の間の隙間が広がっていると歯周病が疑われます。

歯周病のもとになる歯周病菌は、乳歯が生え揃う3歳から、大人の歯が生えはじめる6歳の間に感染します(胃炎や胃潰瘍、胃がんの原因となるピロリ菌も、同時期に感染します。一部の歯周病は20歳まで感染のリスクがあります)。

歯周病菌の筆頭は楕円型の桿菌です。棍棒のような紡錘菌も歯周病の原因になる菌で、全身にも影響をおよぼし、桿菌と共に動脈硬化を助長します。

歯周病菌は一度感染すると歯がなくなるか、本人の寿命が尽きるまで、減ったり増えたりのイタチごっこを繰り返すのが特徴です。たとえるなら、6歳の時にお母さんからうつされた風邪が、生涯治らないという状態ですね。

しかし、体の免疫機能が完成した後には、ほとんど感染することはありません。そのため、歯周病菌の状態は親子では似ていますが、夫婦では異なっている場合が多いのです。

ピロリ菌も似た経緯を辿ります。現に、胃潰瘍の原因がピロリ菌であることを突き止めたマーシャル博士は、ピロリ菌を飲んで胃潰瘍を発症させたものの、数カ月でピロリ菌がいなくなりました。

マーシャル博士の体を張った実証実験により、免疫が完成した成人以降であれば、ピロリ菌が体に定着しないことが証明されたわけです。

また、ギリシャのキオス島には、歯周病と胃潰瘍のヒトが少ないことが、30年前から知られています。それはこの島に、マスティックという松の仲間の樹脂をガムのように噛む習慣があるからです。マスティックの樹脂が、歯周病菌とピロリ菌の殺菌に効果的なことがわかっているのです。

なお、歯周病菌やピロリ菌は、感染してすぐに影響をもたらすものではありません。発症などの影響が出るのは、免疫力が低下する20歳を過ぎてからです。歯周病の発症には、10種類の原因菌が関わっています。

口の中の12種類のバイ菌が心身に影響している

歯周病の発症には歯周病菌が関わっていることをお話ししましたが、虫歯は「虫歯菌」が原因となります。

口の中には500種類以上のバイ菌が存在します。中には、有害なバイ菌と戦う菌（いわゆる「善玉菌」）も含まれていますが、口や体に悪影響をおよぼす菌が多数存在しています。

口臭がひどくなる菌、歯周病が治らない菌、体に危ない菌など、感染している菌によって心身に与える影響に違いがあります。どんなバイ菌に感染しているかは、顕微鏡で歯と歯肉の境目の溝の滲出液《しんしゅつえき》をすくって観察することでわかります。近年では科

図９　口の中の１２種類のバイ菌が心身に影響をおよぼす

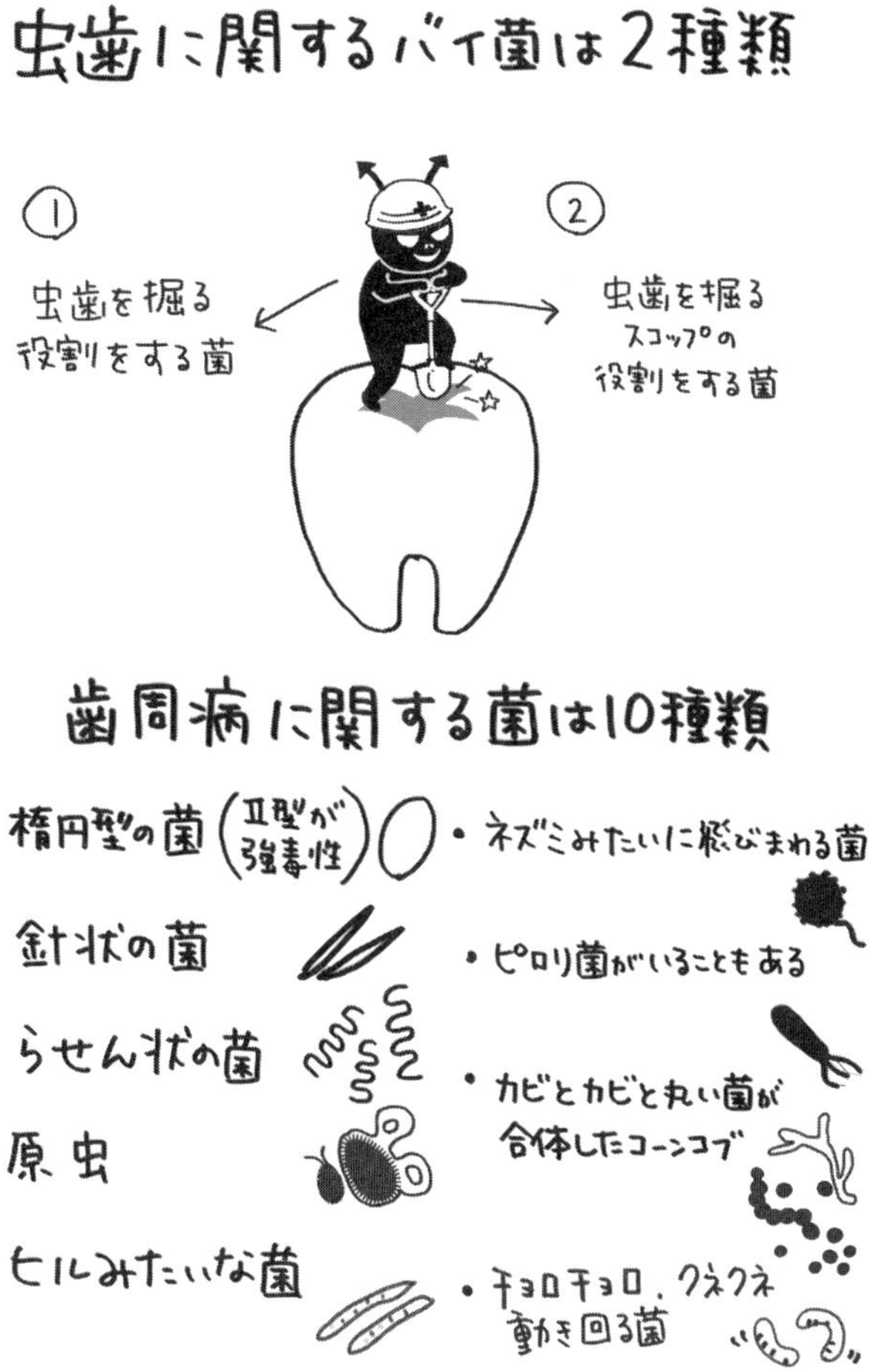
虫歯に関するバイ菌は2種類
①
虫歯を掘る
役割をする菌
②
虫歯を掘る
スコップの
役割をする菌
歯周病に関する菌は10種類
・楕円型の菌（Ⅱ型が強毒性）
・ネズミみたいに飛びまわる菌
・針状の菌
・ピロリ菌がいることもある
・らせん状の菌
・カビとカビと丸い菌が合体したコーンコブ
・原虫
・ヒルみたいな菌
・チョロチョロ、クネクネ動き回る菌

学技術の進歩で、ゲノムを調べてさらに細かく分析できるようになりました。

口の中のバイ菌は、10種類の歯周病の原因菌と、2種類の虫歯に関わるバイ菌に分類して除菌の対象とします。長い間日本では、歯を失う原因の約50％が歯周病、約50％が虫歯でした。

しかし近年、虫歯の罹患率は減少しています。私が園医を務める幼稚園、校医を務める中学校の健診でも、この30年で虫歯に罹患している園児・生徒は激減し、1クラス数名程度になりました。

虫歯に対する意識が向上して、コンビニ等で簡単に予防のガムなどが入手しやすくなったことも一因でしょう。テレビでは医療系の番組が花盛りですし、ネットの普及で情報が入手しやすくなったことも後押ししていると思われます。

口臭予防や審美（ホワイトニング）に対する意識も上がっています。若い世代では、エチケットとして口臭を気にするヒトが増えました。

一方で、歯並びが正常な子が少なくなりました。正常な歯並びの子は1クラスに数名です。

原因としては、顎の骨が小さくなって歯が納まるスペースが狭くなっていること。かたや、栄養過多によって歯の象牙質が厚くなり、歯が大きくなってきたというバランスの不調和があります。

さらに、歯が生える力が弱くなっていることも挙げられます。歯並びは舌の筋力と頬の筋力で決まりますが、舌の筋力が弱いために、奥歯が内側に倒れている生徒を見かけるようになりました。

外観としては腺病質（虚弱体質）で貧血傾向が強い特徴があります。

これらはバイ菌の問題では解決できません。歯周病と共に、この本のテーマの柱である栄養素の不足が大きく関わっています。

口臭の原因はさまざま

歯周病菌は３種類の硫化物をつくり出します。

硫化水素、メチルメルカプタン、ジメチルサルファイドです。これらの硫化物は、血管に入ると体調不良を招く毒素であり、口臭の原因物質です。特に温泉玉子の臭いがする硫化水素は、吸収すると100ppmで嗅覚がなくなり、1000ppmで即死するというほど有毒な物質です。

腸内環境が悪いとアンモニアが生成されます。胃酸の分泌量が少なく、タンパク質が未消化になると、それが大腸菌の餌になって腸内で腐敗してアンモニアが発生するのです。胃の中で消化される時間のうちに腐敗して悪臭になることもあります。

通常、私たちはATPというエネルギーを使って活動しています。ATPが枯渇すると、脂肪を燃やしてエネルギーとして活用します。枯渇状態とは、空腹(飢餓状態)です。

飢餓状態で、蓄えられていた脂肪が燃える時にアンモニアが発生します。過度のダイエットで口臭が強くなるのはこのためです。

口の中の善玉菌

K12乳酸菌は親から歯周病菌を感染していない、清潔な口中のヒトの常在菌（健康体を含めて多くのヒトの身体に存在する菌）です。

口の中の善玉菌には、乳酸菌やビフィズス菌、酢酸をつくる酢酸菌が存在し、カビや歯周病菌と戦っています。

桿菌と真菌（カビ）

口の中が無菌状態ということはありません。ここからは、口中によく見られるバイ菌を紹介します。

桿菌は楕円形で、赤痢菌や大腸菌、結核菌、納豆菌などが代表例です。善玉と悪玉があり、前述のK12乳酸菌は善玉桿菌です。悪玉桿菌は、口内の赤血球を餌にして増殖し、歯周病の原因になります。また、血管に入って動脈硬化を助長することもあります。６種類の桿菌のなかでもⅡ型は強毒性があり、歯周病が進行します。

真菌（カビ）も多くのヒトに観察される菌です。末端冷え性、免疫力の低下、その他の体調不良で増加します。

歯肉は毛細血管が多い体の末端です。鬱血《うっけつ》して冷えやすく、免疫力が低下して、カビが増殖するのです。

図10　長期の歯磨き不足は口の中にコーンコブが形成される

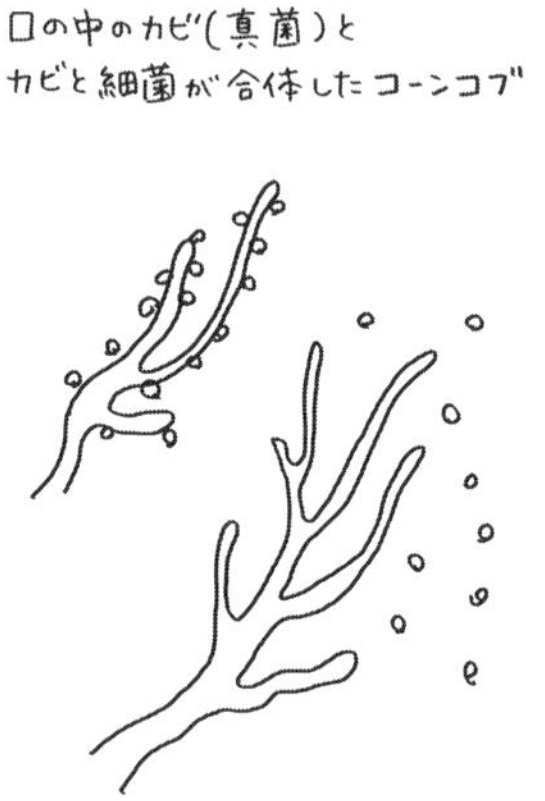

酸素が多い、歯肉の上に露出している歯の表面歯垢（プラーク）の中はカビだらけです。カビは酸素を好むので、舌や歯の周りでも増殖します。カンジダ菌などのカビが多いヒトの唾液は白濁が強く、レース状の浮遊物が見られます。

　カビも毒素を出して口臭の原因になり、他のバイ菌が逃げ込む巣になります。ピロリ菌の隠れ家にもなるため、ピロリ菌の除菌が失敗する一因となります。

　長期に渡って歯磨きが不足しているヒトには、カビの周りにバイ菌が鈴なりにくっついて、トウモロコシのように見える「コーンコブ」を形成している様子が見られます。

　また、嚥下によりカビが回腸に運ばれて定着する「潜在感染」で、腸の粘膜が炎症を起こすこともあります。腸の粘膜に穴があくと、腸の中のさまざまなもの（菌やウイルス、本来なら排泄する大きさのタンパク質や老廃物）が血管内に漏れ出してしまいます。

これが、アトピーや慢性病などの不調につながる「リーキーガット（漏れる腸）症候群」です。

貧血のヒトはカビが多い

鉄不足による貧血で熱エネルギーをつくることができないヒトや、ビタミンB_{12}と葉酸（ビタミンB_{9}）が不足しているヒトは、「末端冷え性」になります。

鉄やビタミン不足のヒトは、口の中でカビが増殖します。根本的に改善するためには、貧血対策や免疫力を整える等の体質改善が必要になります。

交感神経過緊張でアドレナリンを過剰に分泌するヒトも、血管が収縮して循環不全でカビが増えます。活性酸素が多産されるので、活性酸素を分解して無毒化する「抗酸化アプローチ」が必要になります。

口の中のカビが多い患者さんには、貧血改善のための栄養素の他に、カビがエネルギーとしている「鉄」を奪うことでカビを減退させる作用がある「ラクトフェリン」の摂取をおすすめしています。

「スピロヘータ」がいると歯周病は治らない

スピロヘータは3人に1人程度の割合で見られる菌で、らせんを描いて運動する特徴があります。約60種類ほど確認されているスピロヘータの中で、代表的なのは「梅毒スピロヘータ」でしょう。

口内にスピロヘータがいると、口臭が強くなり歯周病が進行します。歯磨きや、歯科の一般的な清掃（スケーリング）では除菌できません。

Ⅱ型の桿菌、紡錘菌とスピロヘータが揃うと「レッドコンプレックス」と診断され、歯周病進行のリスクが高いと判断されます。本来なら一度感染すると、歯がなくなるか寿命が尽きるまで（つまり生涯）感染が続く菌です。

虚血性疾患に関わる「カンピロバクター」もたくさんいる

カンピロバクターは、虚血性疾患（心筋梗塞や脳梗塞）に関わる菌です。妊娠中の歯周病の悪化や、動脈硬化を助長することが指摘されています。

菌の特徴として、鞭毛《べんもう》というシッポを持ち、ネズミのように俊敏に飛び回ります。血管に入ると泳ぎ回って、体のあちこちに潜在感染します。関節炎を引き起こしたり、心内膜炎を発症することもあります。

図11　スピロヘータがいると歯周病は治らない

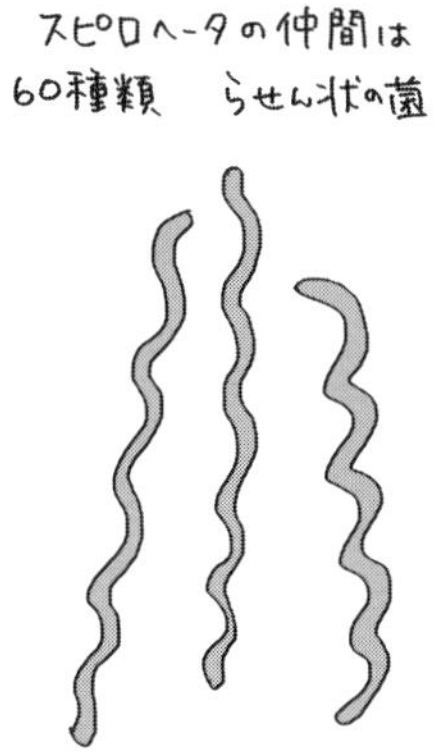

図12　カンピロバクターは食中毒を引き起こす

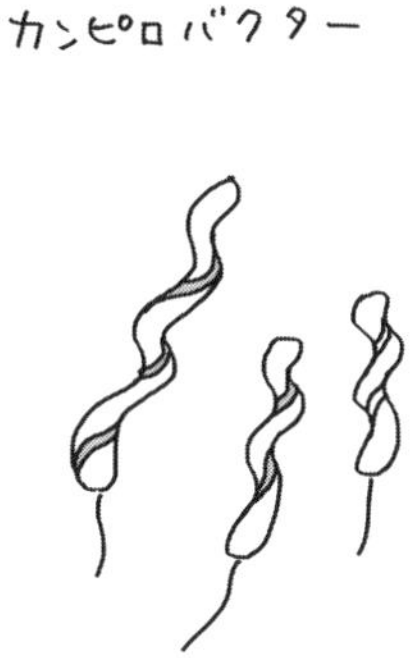

下水よりも汚い口内環境をつくるバイ菌

アメーバは、20人に1人程度の割合で感染が見られます。特に、重症な歯周病の口内で多く見られます。白血球を活発に捕食するのが特徴で、観察している間も、偽足を伸ばして成長していきます。

トリコモナスの感染は30人に1人程度の割合です。ネズミのようにチョロチョロ走りながら、さまざまなバイ菌と細胞を捕食します。やがて風船のように肥えて動けなくなるのですが、その後も、2本の舌を出して捕食を続けます。アメーバと同様に、歯周病が重症のヒトで観察されます。

図13　アメーバとトリコモナスの増殖

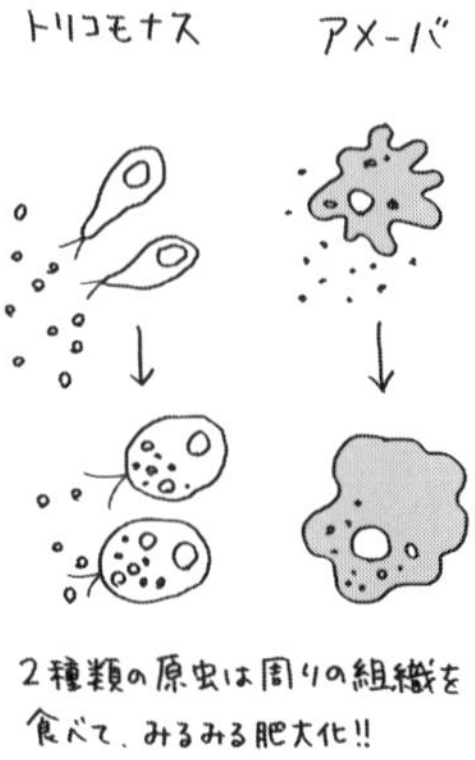
トリコモナス
アメーバ
2種類の原虫は周りの組織を食べて、みるみる肥大化!!

カプノサイトファーガは、イヌやネコの口内に存在する細菌です。イヌやネコに咬まれたり、ひっかかれたりすることで感染します。ヒルのような形をしていて、大量に発生し、スルスルと走り回ります。

アメーバ、トリコモナス、カプノサイトファーガが感染しているヒトの口の中は、下水よりも不潔だといわれています。

これらの菌が確認されるということは、歯周病の進行がかなり進んでいるということです。口臭は非常にひどくなり、猛毒の硫化水素が大量に生産されます。口内に銀歯がある場合、硫化水素の影響で硫化銀になり、口臭に拍車がかかり、銀歯の表面が黒くなります。

これらの歯周病菌は口の中から、6分で全身に到達します。腸内の分子も6分で歯の中（歯髄）に達するので、口の中の清掃も菌血症のリスクになることがわかります。歯科で治療しているヒトの献血が禁止されている理由です。

虫歯の治療は、口の中のバイ菌を除菌（リセット）した後にするのが安全です。バイ菌のリセット方法は後述します。

虫歯の原因菌

虫歯はミュータンス菌と、乳酸桿菌で進行します。この2種類の菌は、それぞれ虫

図14 ヒトは虫歯を修復するために栄養を補給する

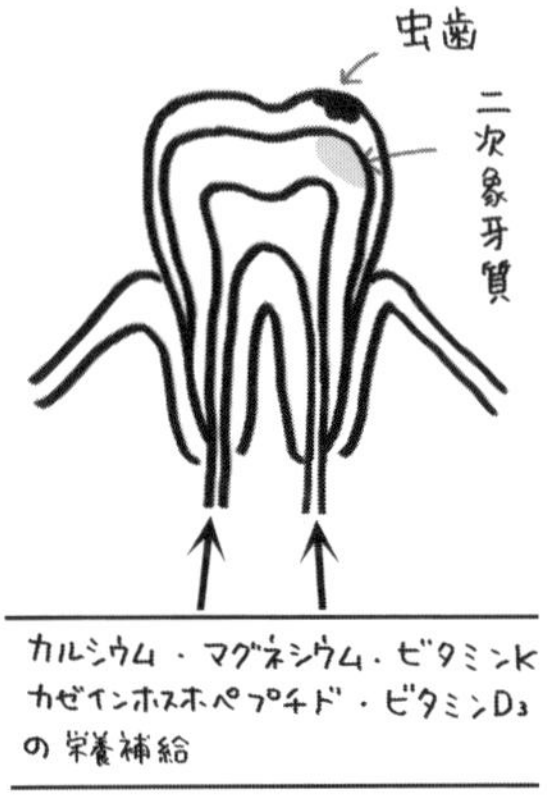

歯を掘る役割と、掘るためのスコップのような役割を担います。

虫歯菌は顕微鏡では観察できないので、培養するかゲノムを調べてリスク判定をします。

体の臓器で最も硬いのが歯ですが、歯も代謝しています。

虫歯などでダメージを受けると、それを修復して、できるだけ歯の中の神経（歯髄）を守ろうとします。骨をつくるように、象牙質を増やします。これが「二次象牙質」です。

栄養素として骨の生成を促すのと同様に、カルシウム、マグネシウムを吸収しやすくするカゼインホスホペプチド、ビタミンD_3、ビタミンKを栄養補給することで、歯の代謝を助けることができます。

歯髄は体の末端のさらに末端です。貧血による循環不全の影響を受けます。

バイ菌の除菌法

口の中にはさまざまな菌がはびこり、歯周病菌や虫歯菌が全身の健康被害を引き起こすことを述べてきました。そこで口の中を清潔に保ち、これらの疾患を防ぐ方法についてお伝えしたいと思います。

まず注目したいのが「次亜塩素酸」です。

次亜塩素酸は、白血球の中の好中球が菌を殺菌するために放出する物質です。好中球は楕円形の桿菌を食べ、バイ菌で一杯になると爆発し、次亜塩素酸やラクトフェリンを放出しながらバイ菌を殺傷します（32ページ、図8参照）。

次亜塩素酸やラクトフェリンは、口内炎や粘膜の傷の改善にも大変効果的です。そのため、森永乳業の冨田守博士を中心に40年以上研究が続けられてきました。

最近、次亜塩素酸の活用が宣伝されていますが、次亜塩素酸の生成時に食塩（塩化ナトリウム）を用いると、殺菌力が80％程度減少してしまいます。さらに金属を腐食することから、口の中に金属の詰め物や被せものがあるヒトでは注意が必要です。

安定性も低下して、保管しても1カ月で効力を失います。

口パック除菌

私が口内環境の改善のためにおすすめしているのは「口パック除菌」です。1週間という短期間で改善が可能です。

幼少時に感染した歯周病菌や虫歯菌を、感染する前の状態にリセットする作業です。口パック除菌で口の中の悪玉菌のバイオフィルム（強固なバイ菌の膜）を駆逐した後に、善玉菌のバイオフィルムをつくることができます。

続いて、口の中を清潔に保つためには善玉菌を増やすことも必要です。悪玉菌のバイオフィルムがあると、善玉菌は、はねのけられてしまいます。そこで、善玉菌が善玉菌を引きつけるという細菌叢の転換を図ります。

歯科衛生士によるプロフェッショナルケアと、顔のシワ取りパックをするような「口パック」で、1週間という非常に短い期間で、口の中の細菌叢を入れ替えます。

殺菌効果のある通常の歯磨き粉では、歯肉粘膜が刺激を受けて、炎症を生じ、かえって細菌が増えることがわかっています。そこで、歯肉粘膜を育て、皮膚粘膜の免疫バランスを整える成分のジェルを使います。

善玉菌と悪玉菌の構造の違いを利用して、選択的に悪玉菌を除菌することができます。

手順は次の通りです。

①歯科衛生士の専門技術で、歯の表面のバイオフィルム（バイ菌の塊）を取り除きます。このプロフェッショナルケアは、歯の表面を、汚染されていない生えたての歯に戻す作業です。

②舌や歯肉の粘膜に食い込んだジンジバリス菌を抗生剤で叩きます（腸が弱いヒトや、若年者には抗生剤を使いません。腸内細菌叢のバランスが乱れているヒトは下痢をします）。

③専用のジェル（後述）を歯肉まで覆う口パック専用のマウスピースにつけて、1週間就寝中に装着します。

④悪玉菌を除菌したら、善玉菌（K12乳酸菌）のジェルを塗布した口パックマウスピースを装着して善玉菌のバイオフィルム（善玉菌の塊）を口の中に定着させます（菌置換療法）。

⑤歯周病菌のゲノムを調べて成否の判定をします。

その後も、プロフェッショナルによる点検や、自己メンテナンスで、口内を健康に保つことができます。

成人は免疫が整っているため、一度バイ菌をリセットすれば再感染の心配はありません。歯周病菌は成人になってからのキスやスキンシップでは感染しないのでご安心ください。

また、口パックによって善玉菌まで除菌してしまうという心配にはおよびません。バイ菌を殺菌した後に善玉菌の環境を環境をつくることができます。

善玉菌の強固な環境となるバイオフィルムをつくることで、悪玉菌がはびこることはできなくなります。それが「菌置換療法」です。そのための善玉菌は静岡大学の生物学教室で培養して、生菌の状態で移送し用いています（丑丸研究室）。

ただし虫歯菌については別です。免疫力が20歳の10％程度に低下する70歳以上のご高齢者は、唾液の分泌量が減少して虫歯が進行する可能性があります。乳酸菌の乳酸でも虫歯が進行します。いずれにしても、4カ月に1回の定期健診が大切です。

図15　口パック除菌の方法

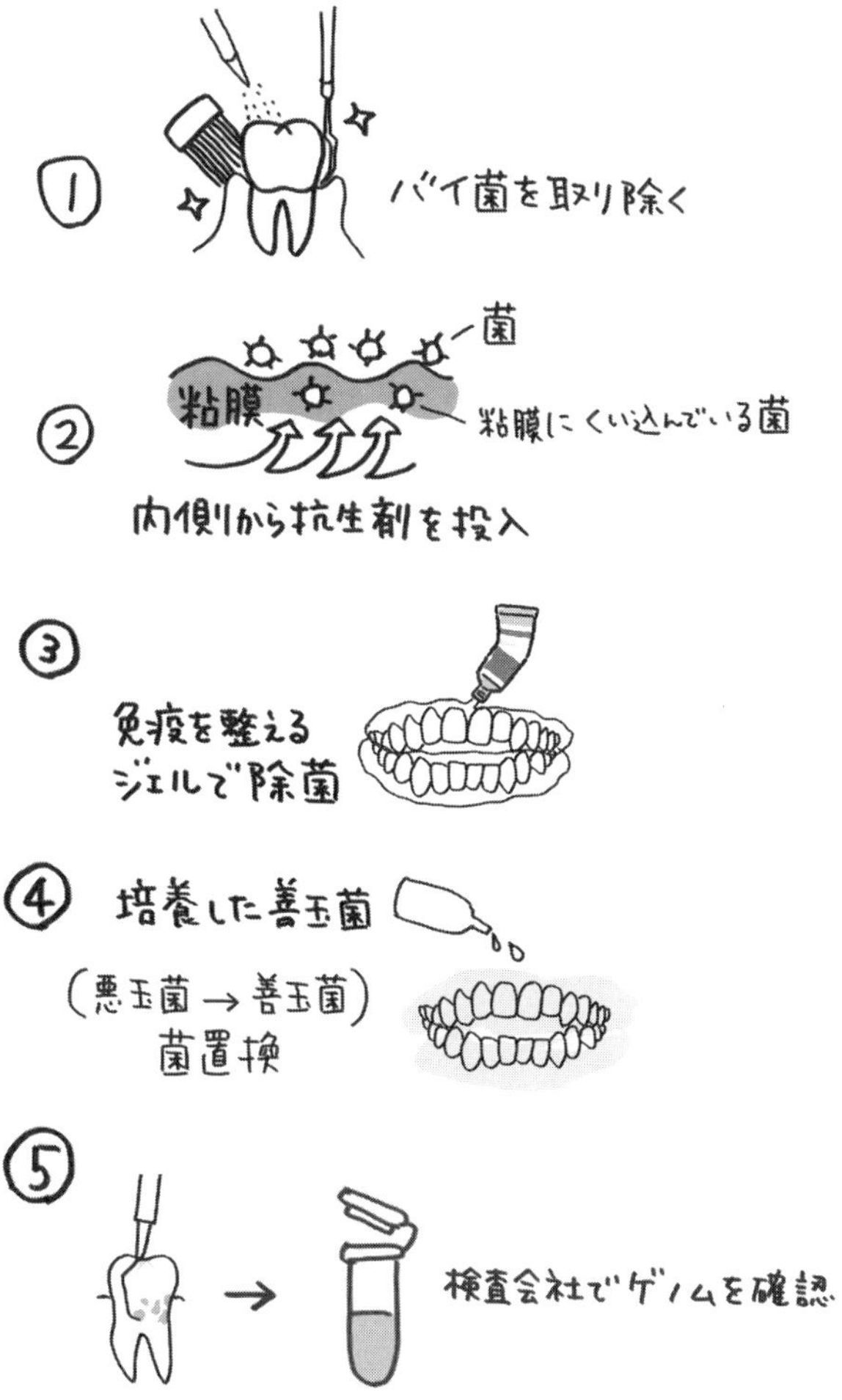

免疫を整えて除菌する口パック用ジェル

口パック用のジェルは、1週間で悪玉菌を除菌する大変有効なジェルですが、成分は強い抗菌薬ではありません。顔にパックをするように、歯肉粘膜の修復と免疫バランスを整えるようにつくられています。

これまでのジェルには、アレルギー等の副作用もありました。強い抗菌剤が配合された歯磨き粉では、歯肉の炎症を招き、殺菌後に脆弱になった歯肉に細菌が増殖しやすいこともわかってきました。

それらを改善した口パック用ジェルは、就寝中に使い続けても安全なもので、図16のような特徴・効果があります。

キシリトールとK12乳酸菌のタブレット

キシリトールの摂取も、虫歯を防ぐための秘訣です。キシリトールは1日数グラムの摂取で90％以上の虫歯を予防することができます。

図16 口パック用ジェルの特徴と効果

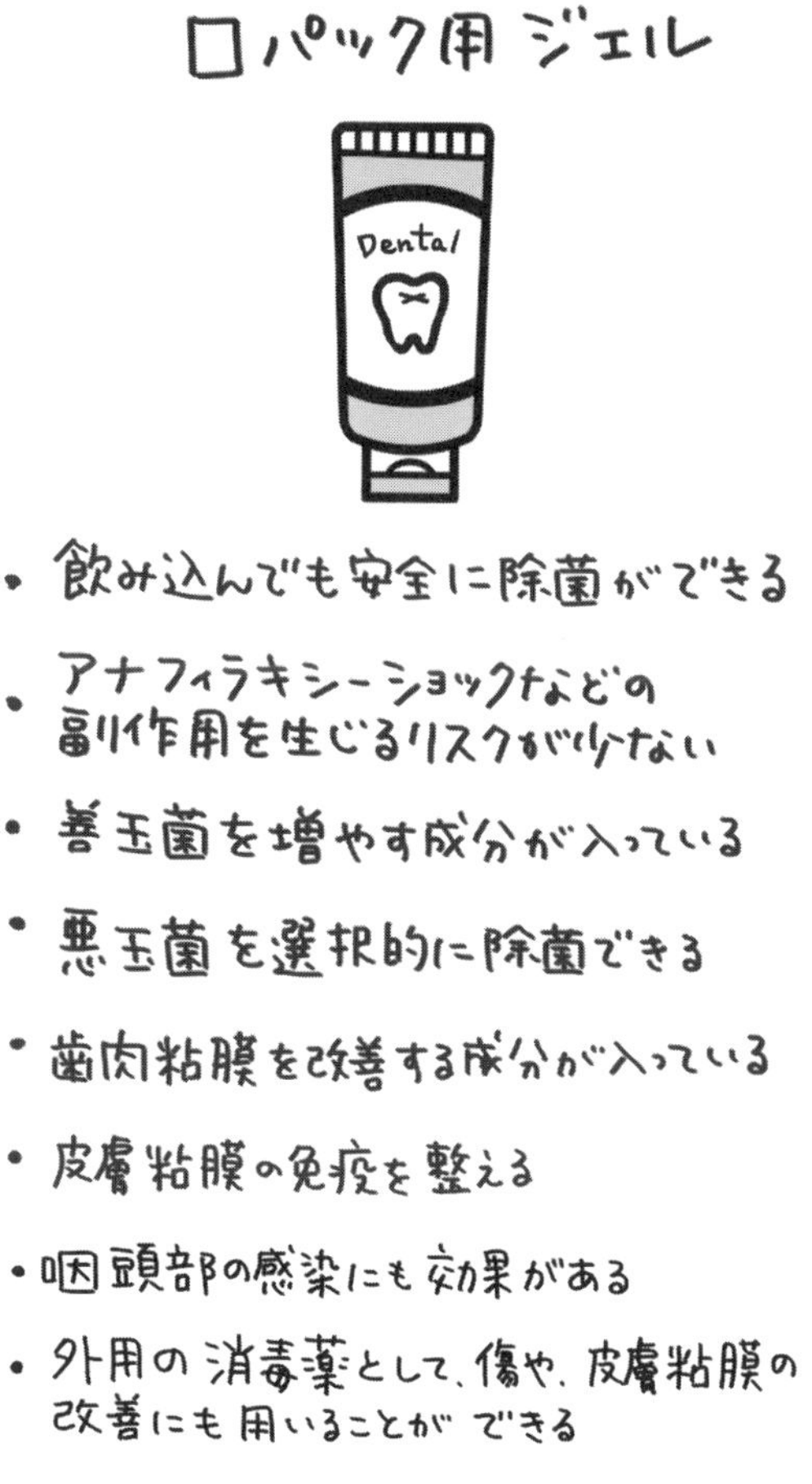
口パック用ジェル
Dental
・飲み込んでも安全に除菌ができる
・アナフィラキシーショックなどの副作用を生じるリスクが少ない
・善玉菌を増やす成分が入っている
・悪玉菌を選択的に除菌できる
・歯肉粘膜を改善する成分が入っている
・皮膚粘膜の免疫を整える
・咽頭部の感染にも効果がある
・外用の消毒薬として、傷や、皮膚粘膜の改善にも用いることができる

図 17　キシリトールのタブレットを開発

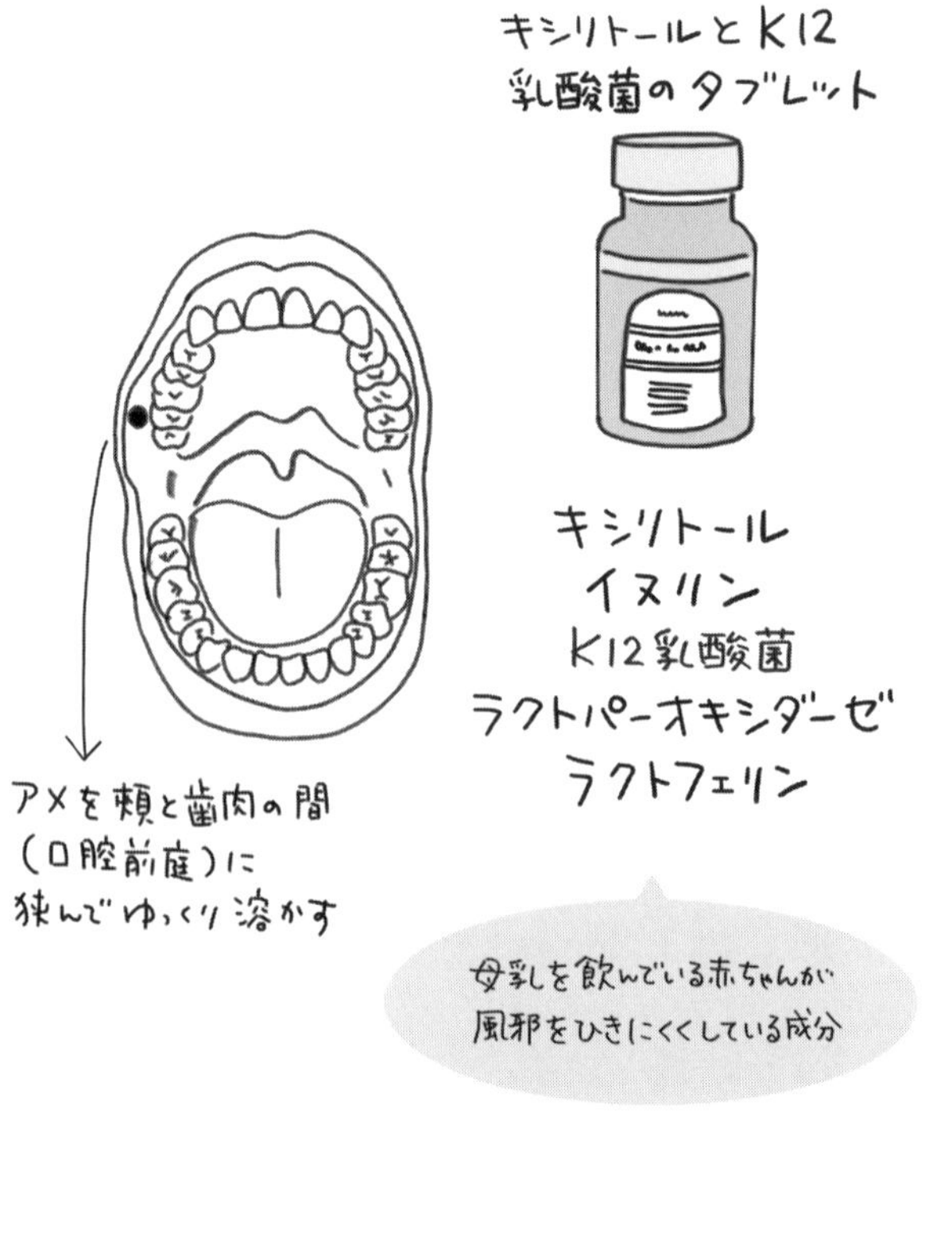

これまで、キシリトールを大量に摂取することはなかなか難しく、摂取しても腸管から吸収されずに、下痢になってしまうヒトもいました。そこで、口の中でできるだけゆっくり溶けるキシリトールのタブレット（アメ）を開発しました。

同時に、口の中の善玉乳酸菌の餌になる「食物繊維」と、口臭、歯周病、虫歯に罹患していないヒトの口の中にいる「K12乳酸菌」も、生きた状態で供給できます。

乳酸菌の活性度を高めるために、ラクトフェリンと、さらにラクトフェリンの効果を安定させる酵素も含有しました。

使い方は、アメを、奥歯と頬粘膜の間に挟んで、できるだけゆっくり溶かします。口の中に異物（アメ）があると、それを追い出そうと唾液の分泌も促進されて、洗浄効果も働きます。

静岡大学、新潟大学、森永乳業と連携して、16年の年月をかけて開発したアメです。

善玉菌と悪玉菌をどうやって見分ける？

善玉菌は発酵によって、ヒトに有益な栄養素をつくります。悪玉菌は腐敗をして、

図18　善玉菌と悪玉菌の違い

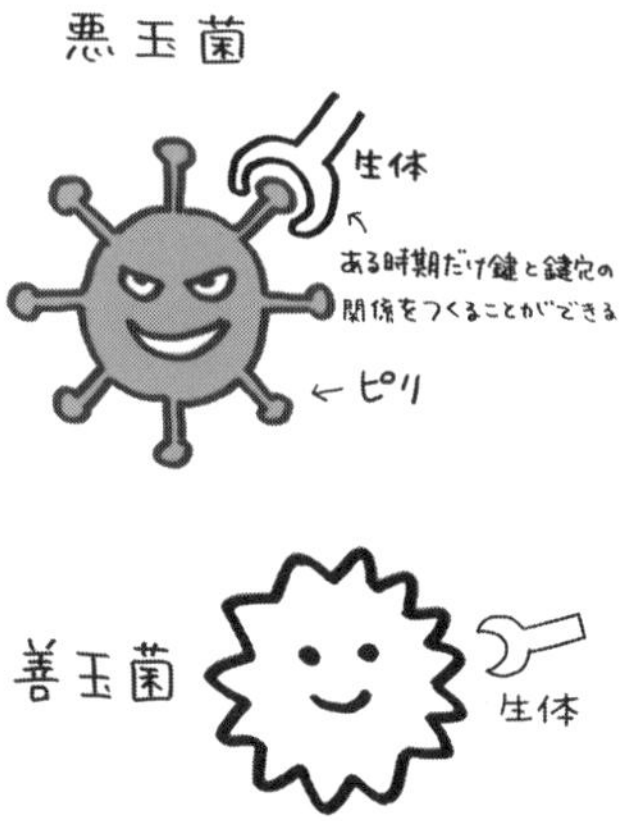

ヒトにとって有害な毒素をつくります。

口や腸の善玉菌を増やして悪玉菌を抑制することができるのは、それぞれの菌の特性に着目した結果です。ヒトの有益性に則って、次の観点で善玉菌と悪玉菌を区別しています。

選択的に悪玉菌を除菌できるのは、ピリという線毛（スパイク）の違いを利用しているからです。悪玉菌はピリが多く、ヒトから鉄を奪ってエネルギーを生産しています。

そのため、「ラクトフェリン」で鉄の供給を遮断して活性を抑えます。授乳中の赤ちゃんが風邪を引きにくいのは、乳タンパクのラクトフェリンの効果が大きいのです。

ピリはその他にも、ヒトと善玉菌の重要なカギを握っています。

ヒトに定着するのは、出産時に母親の膣にいるビフィズス菌です。ビフィズス菌は乳酸と共に酢酸をつくることで白血球の攻撃から身を守って、乳酸菌のように駆逐されることなく、ヒトの腸で世代を重ねています。

出産時に限り、自分のピリに対する鍵と鍵穴の関係を構築できるので、ビフィズス菌はヒトの腸に住むことができます。腸の場所によって住むことができる善玉菌の種類が違うのは、ピリの形状が異なるためです。

小腸のパイエル板の免疫力を整える

舌の下や、回腸のパイエル板に存在するM細胞のヘルパーTh1とTh2の２つの細胞が免疫のバランスを整えています。短鎖脂肪酸（酪酸、酢酸）は免疫バランスを整えるための栄養素です。そこで胃酸に負けない酪酸菌から酪酸を、好中球（白血球）に負けないビフィズス菌から酢酸を供給します。

ビフィズス菌は本来、酸素を嫌う菌なので大腸に多く定住しています。しかし、小腸（回腸）の末端近くの免疫を司るパイエル板には、ビフィズス菌と酪酸菌が混在して、免疫に関わる物質をつくっています。これらの菌を活性化するために、イヌリン（水溶性食物繊維）、ラクトフェリン、ビタミンH（ビオチン）を用います。

図 19　M 細胞は免疫のバランスを整える

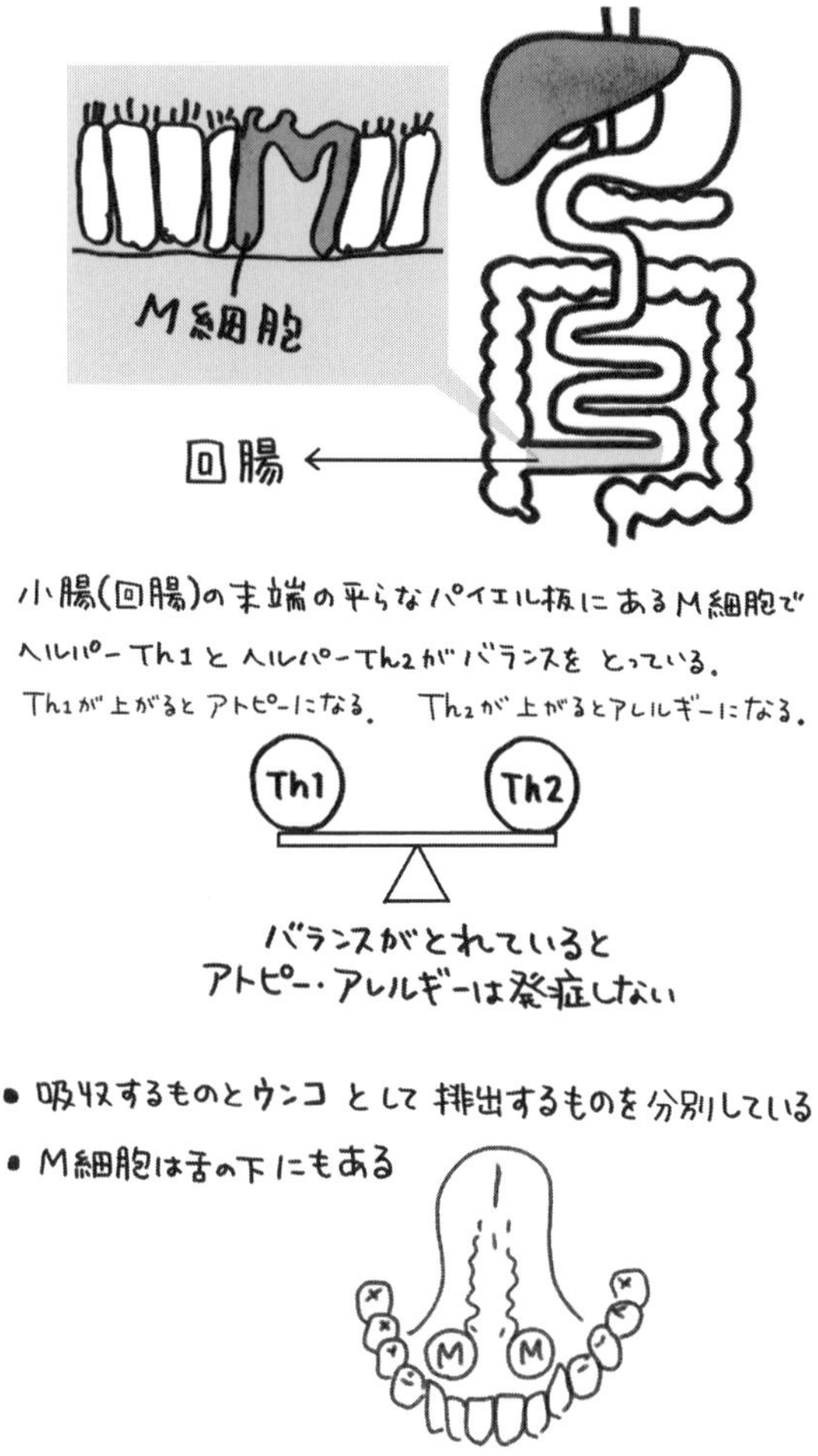
M細胞
回腸
小腸(回腸)の末端の平らなパイエル板にあるM細胞で
ヘルパーTh1とヘルパーTh2がバランスをとっている。
Th1が上がるとアトピーになる。
Th2が上がるとアレルギーになる。
Th1
Th2
バランスがとれていると
アトピー・アレルギーは発症しない
・吸収するものとウンコとして排出するものを分別している
・M細胞は舌の下にもある
M
M

小腸は口と似ていて、空気が多い消化管です。ビフィズス菌と酪酸菌は「偏性嫌気性桿菌」という種類の菌で、酸素があっても生存できる善玉菌です。

歯周病は全身疾患だ！

冒頭でも触れたように、歯周病は、栄養不足が大きなカギを握っています。歯周病は、歯周病菌への感染が原因で発症しますが、病気の進行には栄養不足が大きく関わっています。

歯肉はメチオニンを含むタンパク質と、ビタミンCと鉄分で構成されます。それらの栄養素が足りているかどうかが、歯肉を健康に保つポイントになります。

タンパク質が不足すると、口の中でサルコペニア・フレイル（筋力低下・虚弱）が進行して歯肉が退縮してしまい、知覚過敏を生じたり、顎の骨が痩せたりしてしまいます。

そのような症状も、歯周病として捉える必要があります。歯周病が進行しているヒトは全身のコンディションも悪いのです。

歯周病を進行させる要因として、次のような栄養不足が挙げられます。
・鉄不足の貧血（コラーゲン形成不全、冷え性と連動）
・その他のミネラルの不足（亜鉛不足は味覚、糖尿病にも関係）
・ビタミンB_{12}、B_9不足の貧血（毛細血管が多い歯肉は体の末端であり、末端冷え性と連動）
・タンパク質の不足（皮膚コラーゲン形成不足と連動）

いずれの栄養不足も歯肉が脆弱になってしまい、細菌に負ける原因になってしまうのです。

歯周病が進行しているということは、全身の栄養が足りておらず、健康状態に問題があるといえます。こうした歯周病と全身状態の関係は、次に挙げる「予防・改善のシーソー」で表すことができます。

侵襲因子を抑制して防御因子の向上を図ろう！

歯周病を改善するための第一歩は「侵襲因子を下げ、防御因子を上げる」ことです。

図20　予防・改善のシーソー

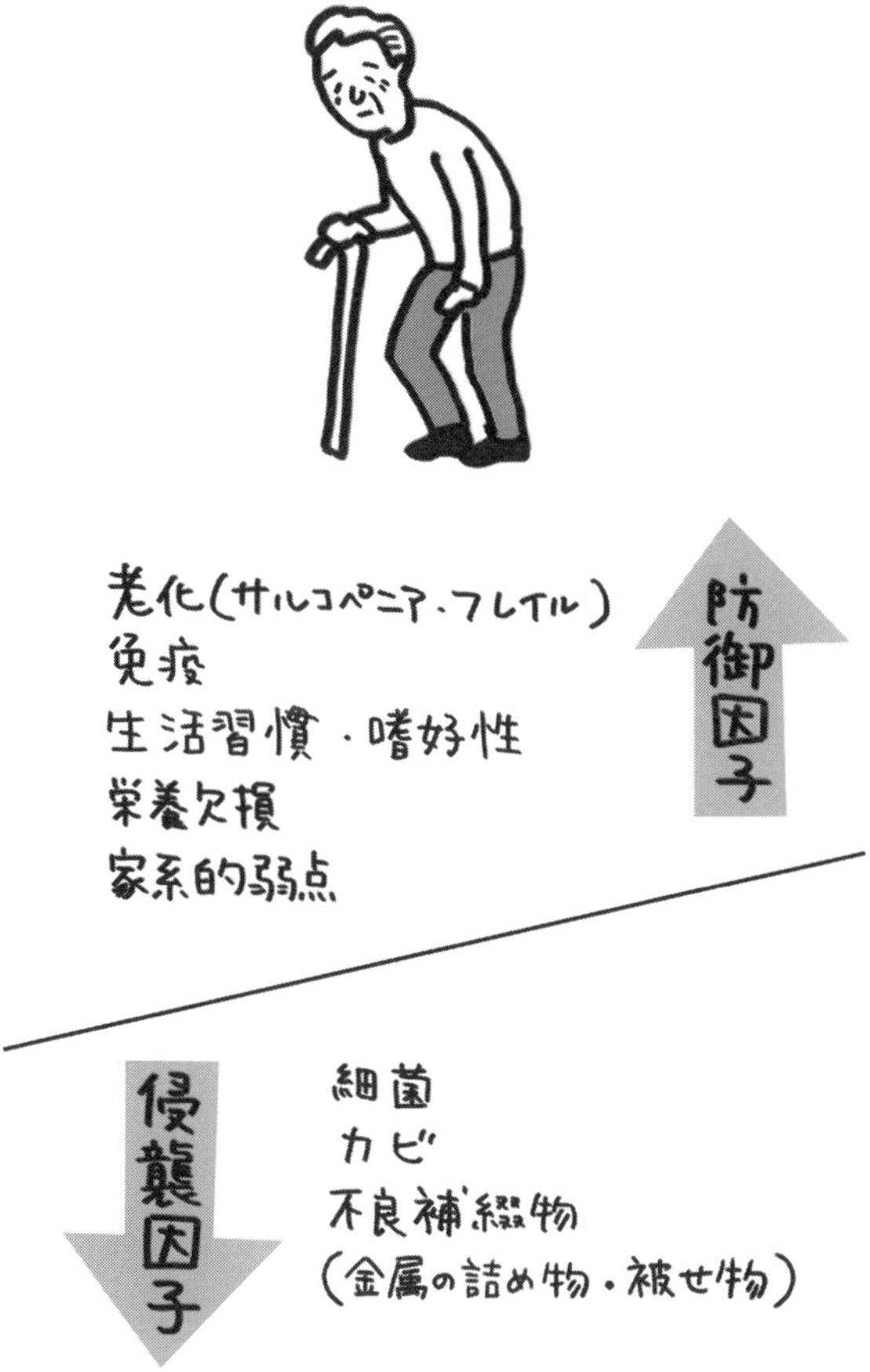
老化（サルコペニア・フレイル）
免疫
生活習慣・嗜好性
栄養欠損
家系的弱点
防御因子
侵襲因子
細菌
カビ
不良補綴物
（金属の詰め物・被せ物）

「侵襲因子」は細菌、真菌の感染、歯の不良な被せ物（補綴物《ほてつぶつ》）等です。
「防御因子」は、体質の改善に関わる老化防止（ライフ・エクステンション）、免疫力の安定、生活習慣・嗜好性の見直し、欠損栄養素の補填、家系的弱点の克服などです。

歯周病を改善するシーソーは、全身のコンディションの改善にも当てはめることができます。

歯周病が改善すると心身のコンディションがよくなります。逆に心身のコンディションが整わないと歯周病の改善もおぼつかない、という相関があります。

全身状態が改善されると、侵襲因子であるバイ菌（歯周病菌）が抑制され、同時に心身もバイ菌に対抗できるように改善されます。

歯周病を防ぐためにも、全身の健康を獲得・維持するためにも、タンパク質をはじめとした栄養をしっかり摂取し、体内に正しく吸収させることが大切なのです。

口の中に金属があると電磁波障害を招く！

金属が電磁波を引き寄せてイオン化する（腐る）現象を「コヒーラ現象」という。物理学がご専門の影森徹先生からご教示いただきました。近年、パソコンや携帯電話が普及して電磁波が飛び交う環境では、口の中に金属の被せ物や詰め物があると、コヒーラ現象が起こります。

口の中に異種金属があると発生する「ガルバニック電流」も生じます。心電圧は3ミリボルトがピークですが、口の中でコヒーラ現象が生じると300ミリボルト、100倍の電圧で金属がイオン化します。

図21　口の中に金属の被せ物や詰め物があるとコヒーラ現象が生じる

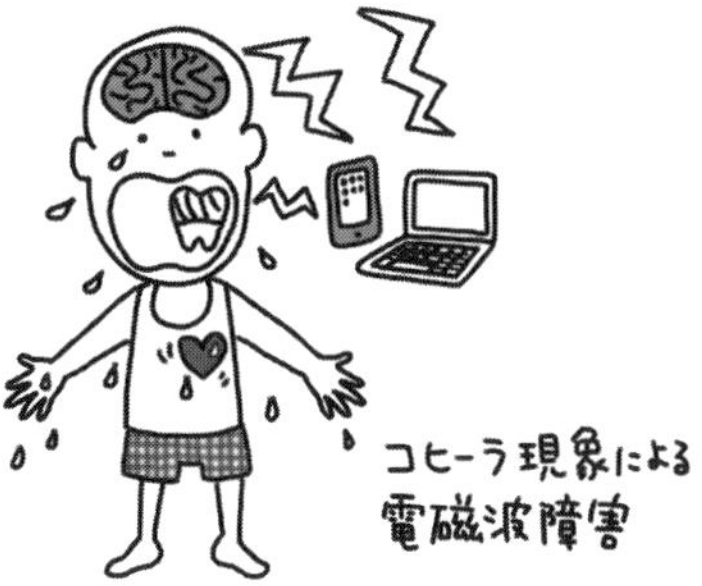

イオン化した金属は、周囲の歯肉を刺激して炎症を起こします。飲み込まれた金属は体中に運ばれて、花粉症を悪化させるなどさまざまなアレルギー反応を招きます。

脳に近い口の中の過電圧が、肩こり、片頭痛、交感神経過緊張の原因になります。ベルトのバックルが匂うような口臭（雑臭）が気になるヒトもいるでしょう。

第2章

タンパク質不足が招く不調

図22 五大栄養素と機能性栄養素とその働き

機能性栄養素	五大栄養素
・ポリフェノール ・イオウ化合物 ・カロテノイド ・糖質関連物質 ・アミノ酸類 ・香気成分	・炭水化物 ・脂質 ・タンパク質 ・ビタミン類 ・ミネラル類
↓	↓
・活性酸素の分解 ・セロトニン、アセチルコリン等の生成促進など	・エネルギー ・体の素材

五大栄養素と機能性栄養素

心身を構築しているのは五大栄養素です。機能性栄養素が五大栄養素の働きをサポートします。予防医学を目的とした血液検査では、主に不足している五大栄養素を確認しますが、検査で確認しにくい機能性栄養素も大切です。

車にたとえると、走行できるか否かに直接関わるボディ、タイヤ、ラジエーター、ガソリン、エンジンオイルが五大栄養素。ライト、バンパー、ウィンドウォッシャー液、ナビ、音響システムなど、快適さをサポートする部品が機能性栄養素に当たります。栄養素の運搬は、19ページの図3で示したように血流という川に、タンパク質の船を浮かべて、栄養素を運ぶイメージです。川の流れを淀まないように流すのが貧血対策、タンパク質を吸収させるのが船づくり、船に乗せる物資が栄養素です。

骨折や機能不全のようなアナログの疾病は、五大栄養素による改善が基本です。五大栄養素の代表はタンパク質です。続いて炭水化物、ビタミン、ミネラル、脂質です。

これらの栄養素は心身を構築しながら日々代謝で消耗するため、安定的に補う必要があります。

一方、心因性の疾患や交感神経の過緊張のような不調は、デジタルの基板や電子機器部品の故障に当たるため、外観では判別しにくい故障です。

このような心身のコンディションの改善に機能性栄養素が有効です。

機能性栄養素（ファイトケミカル）の活用

血液検査で確認できる欠損栄養素の他に、臨床で活用する機能性栄養素に次のようなものがあります。これらは、体のエネルギー源や素材にはならない「ファイトケミカル」です。主に植物の細胞壁に囲まれていて、ヒトが活用するのに困難な栄養素です。

・ルテイン、アントシアニン、リコピン↓眼精疲労の改善、活性酸素の分解
・ギンコライド、ホスファチジルコリン、ホスファチジルセリン↓記憶力の回復
・オーレユーロペン↓150種類のヒトパピローマウイルスによる潜在感染の改善
・β－グルカン、エルゴチオネイン、フコイダン、ゼアキサンチン↓活性酸素の分解
・不飽和脂肪酸↓脂肪膜の強化
・コエンザイムQ10、L－カルニチン、αリポ酸↓心機能の改善
・ナリルチン↓花粉症の改善
・イヌリン（水溶性食物繊維）、ラクトフェリン↓腸内細菌叢の改善
・クエン酸、ビタミンC、ビタミンP↓タンパク質の消化促進

機能性栄養素を引き出す「野菜スープ」の活用

食物からファイトケミカルを引き出して利用する方法があるのでご紹介します。

野菜（キャベツ、干し椎茸、タマネギ皮ごと、ニンジン葉ごと、カボチャ皮ごと、ダイコン葉ごとなど）を強火で沸騰させた後、弱火で1時間煮つめる

↓

汁を一度冷凍する

↓

解凍して1回180ccを3回飲む。量はコンディションにより加減する

あなたにはどのくらいのタンパク質が必要？

次に、この章のテーマの「タンパク質」の重要性についてお伝えします。

タンパク質は心身の半分を構成して、最も重要な役目を担っています。胃で消化されてペプチドまで細かくなり、小腸でアミノ酸まで小さく分解されて腸管から吸収されます。そして肝臓に運ばれ、体に必要なタンパク質が再合成されます。

そのため、タンパク質、ペプチド、アミノ酸は同じ栄養素として話を進めます。多くの生命現象にタンパク質が関わります。

ある日の学校給食

ヒトは基本的にタンパク質が不足する生き物です。血液検査の結果で、タンパク質が足りているヒトはいません。

少々、意外なことと思われるかもしれませんが、ヒトはタンパク質が不足すると肥ります。

私が校医を務める中学校では、現在5％くらいの生徒が肥満傾向です。しかしながら、体重と身長から得られたＢＭＩ（ボディ・マス・インデックス）や標準体重から肥満度を計算して「肥満」と評価されても、必ずしも五大栄養素の全部が栄養過多というわけではありません。

タンパク質が不足すると空腹になるので、手っ取り早く空腹を満たそうと、炭水化物過摂取になって肥満を招きます。

図 23　炭水化物中心の学校給食

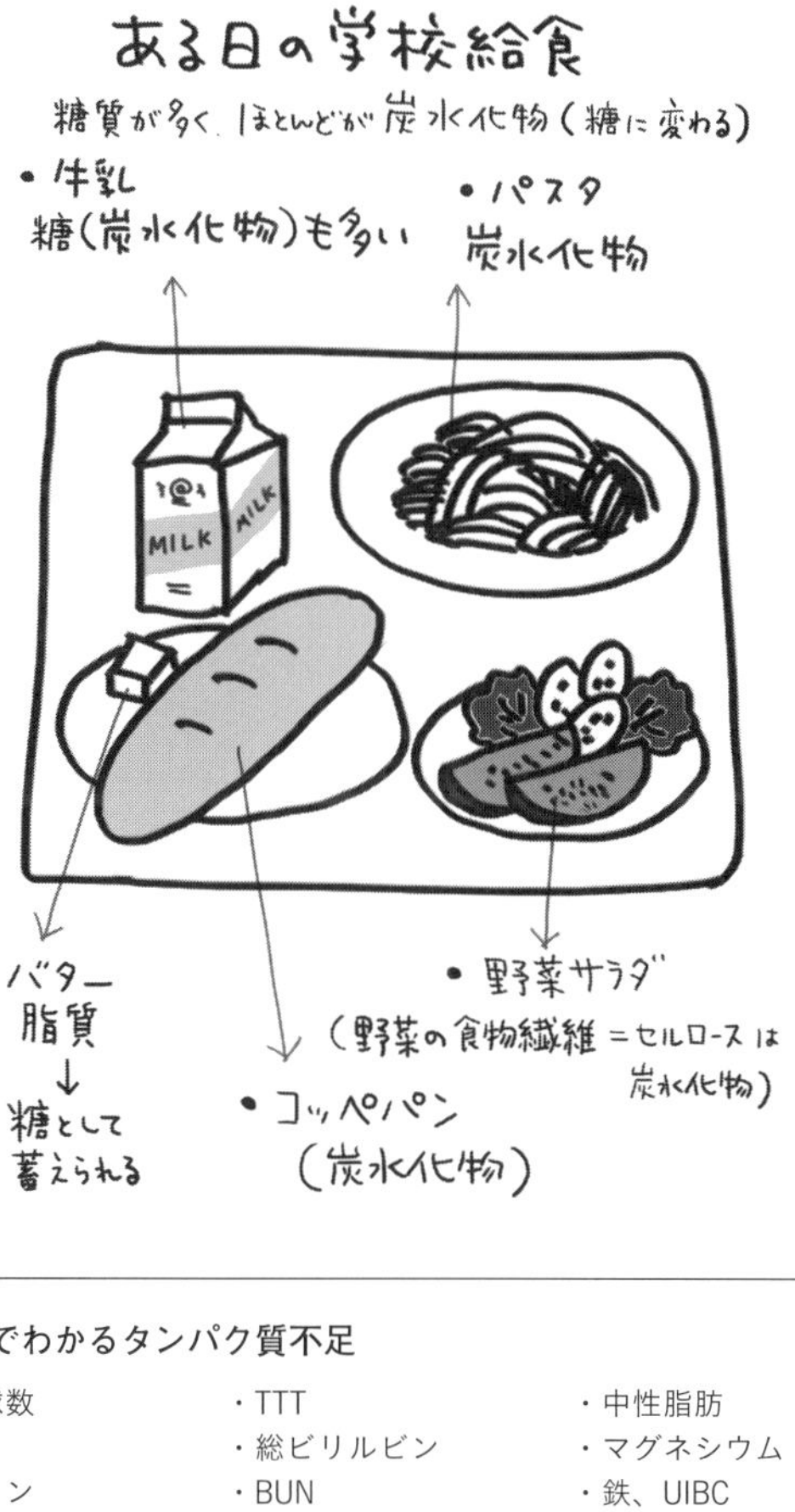

血液検査でわかるタンパク質不足

- リンパ球数
- 総蛋白
- アルブミン
- アルファ１グロブリン、アルファ２グロブリン
- γ-GTP
- ChE
- TTT
- 総ビリルビン
- BUN
- 尿酸値
- 総コレステロール
- HDLコレステロール
- LDLコレステロール
- 中性脂肪
- マグネシウム
- 鉄、UIBC
- リポ蛋白
- ペプシノーゲンⅠ

肥満と指摘された生徒の血液検査の値をみると、総コレステロールや中性脂肪の値が低い、あるいは血糖値が低い生徒がいます。このことは「カロリーオーバーでも、タンパク質は不足している」ことを示しています。

図23は学校給食の一例です。

コッペパン、パスタ、サラダに共通しているのは「体の中で、糖に変わる炭水化物」という点です。一食に必要なカロリーはきちんと計算されていて、必要充分な量の食事です。

野菜のセルロースは「炭水化物」です。腸内細菌が分泌するセルローゼで分解されて「糖」に変わります。ベジタリアンやビーガン（徹底した菜食主義）にも、肥満や糖尿病が見られるのはそのためです。

さらに牛乳に含まれる乳糖も炭水化物です。糖尿病のヒトは、牛乳を飲んでも血糖値が上がります。

1日に必要な炭水化物は200グラム程度で、タンパク質を燃やす種火として利用します。タンパク質は、本来分解されてアミノ酸になりますが、運動不足やビタミンB群（8種類）の不足で糖に変わるので、炭水化物の不足を気にする必要はありませ

図 24　ヒトは基本的にタンパク質が不足する生き物

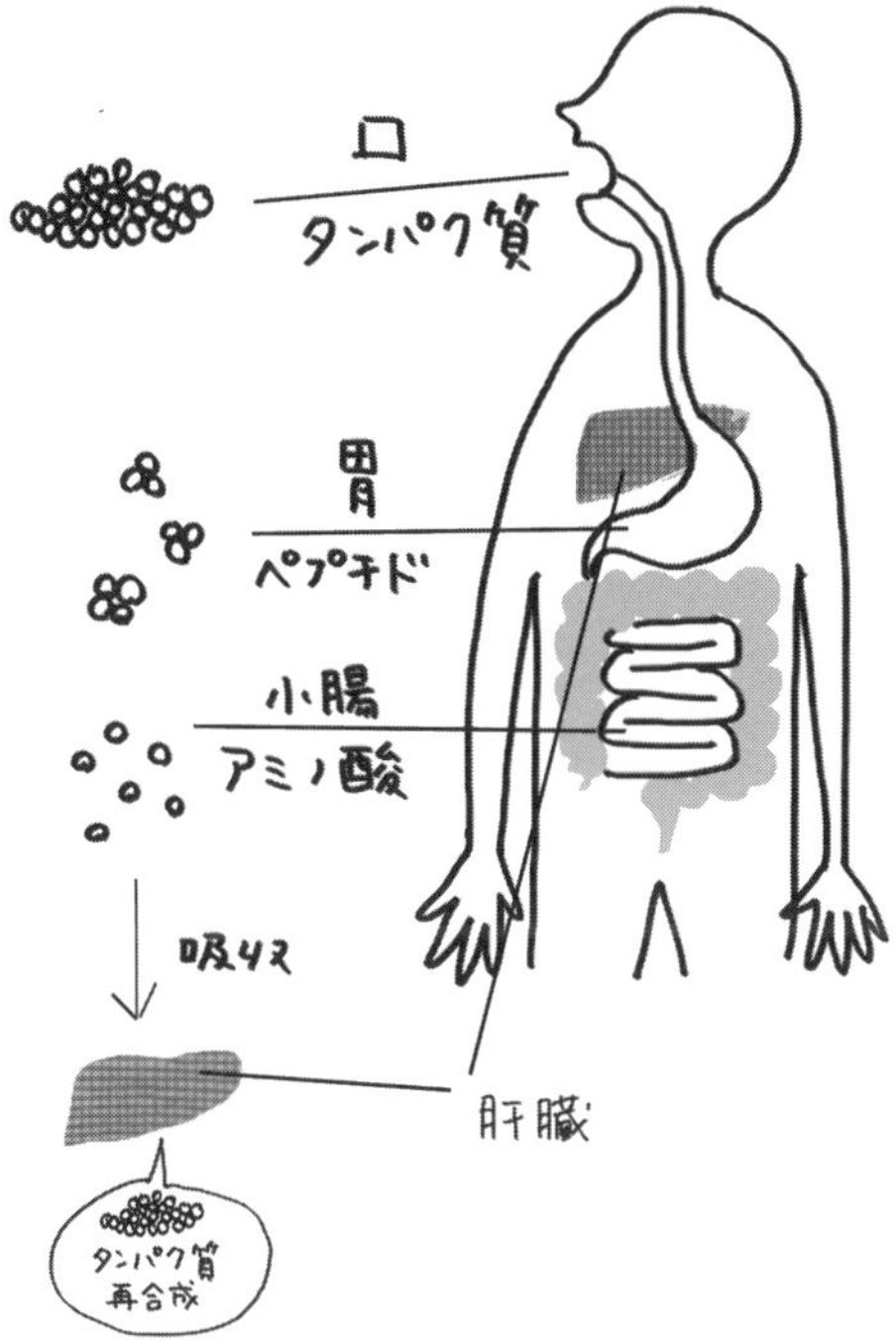

タンパク質の役割

- ・体の細胞、組織、器官の構成
- ・エネルギー源
- ・消化液として栄養素の分解
- ・筋肉の構成
- ・生体の防御
- ・栄養素の貯蔵と運搬
- ・他の栄養素の安定化
- ・免疫
- ・ホルモンとして代謝に関与
- ・アミノ酸の貯蔵
- ・生体情報の伝達
- ・代謝水の生成

ん。

学校給食で炭水化物が中心になるのは、動物性タンパク質はコストが高いことが理由のひとつでしょう。家畜は多量の飼料（穀物）で育てられます。そのコストが反映されるため、肉は野菜に比べると高価になります。

ヒトはタンパク質の元になるアミノ酸を体内でつくることができない「従属栄養生物」です。光合成でタンパク質をつくることができる植物や細菌を食べることでタンパク質を補う必要があります。

「動物性タンパク質は腸で腐敗発酵してアンモニアをつくる。血液が汚れる〝瘀血《おけつ》〟を招いて体調不良の原因になる。だから従属栄養生物は植物性タンパク質を補うべきだ。腸内細菌がそれを餌にしてタンパク質やアミノ酸をつくり、その栄養素で生かされている。パンダも牛も、草食動物なのに丸々と肥っているではないか」

これがベジタリアンの言い分です。この論法が誤りであることは、本書を読んでいただく中でご理解いただけると思います。

炭水化物（糖類）を摂ると、血糖値が上がった後にインシュリンが分泌されて低血糖になる「スパイク現象」を生じます。

これまで食後に眠くなるのは「腹ごなし」といわれてきましたが、実は「低血糖性ショック」で気絶していたのです。ですから肉のようなタンパク質を摂っても、あまり眠くなりません。

肥満児で血糖値が低い子は「糖類の過摂取」です。給食の後、午後の授業で居眠りをする子が多くなります。

ヒトは毎日体重の1000分の1グラムのタンパク質を消費している

タンパク質は「摂取不足」になりやすく「消化・吸収不全」を起こしやすい栄養素です。両方を合わせて「欠損」といいます。

「摂取不足」の原因は、1日に消費するタンパク質量に対して、摂取する量が不足しているためです。

「消化・吸収不全」の原因は、胃酸の分泌量の低下です。胃酸については次の章で取り上げますので、この章では「摂取不足」についてご説明します。

先頃、厚生労働省は「体重1キロ当たり1グラムのタンパク質が必要。サルコペニア・フレイルの予防のために、肉を食べよう！」という提言をしました。

ヒトは毎日体重の1000分の1グラムのタンパク質を使っています。たとえば、体重50キログラムのヒトでは、50グラムのタンパク質を消費しています。

最も消費するのは、腸粘膜の上皮が剝離して、便として排泄されるタンパク質です。

図25 肉は煮たり焼いたりするとタンパク質は10%に半減する

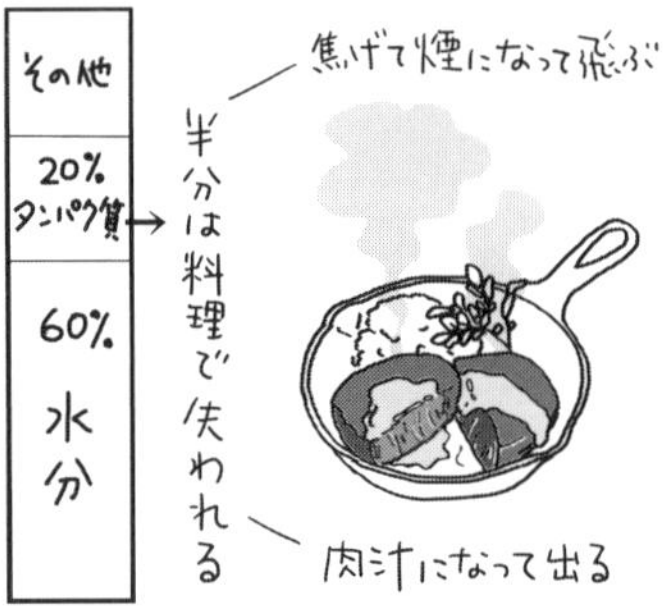

腸の上皮組織は1日から3日で剝離脱落して、ウンコになって排泄されます。何も食べなくてもウンコが出るのは、自分のタンパク質を捨てているのです。
腸の上皮には鉄が蓄えられているので、鉄も一緒に出てしまいます。生理がない男性でも貧血になるのはそのためです。
50グラムのタンパク質なら、それほど摂取が難しくないと思われるでしょうか？　肉を食べて50グラムのタンパク質を補うためには、毎日500グラムの肉を摂取する必要があります。

その理由は、肉のタンパク質は20％程度で、煮たり焼いたりするとメチオニンをはじめとするアミノ酸が壊れて10％に半減するためです。

ヒトは毎日ウンコでタンパク質を捨てている

タンパク質の最も多い消費は、ウンコとして排泄する分です。さらに、胃酸の分泌量が低下していれば、消化できずにウンコと共に排泄されてしまいます。ザルに水を汲むようなもので、吸収量はさらに低下します。

次に、植物性タンパク質で補う場合はどうでしょうか？

大豆をはじめとする植物性のタンパク質は、９つある必須アミノ酸のメチオニンの

図 26　最も消費するのは腸粘膜の上皮が剥離して便として排泄されるタンパク質

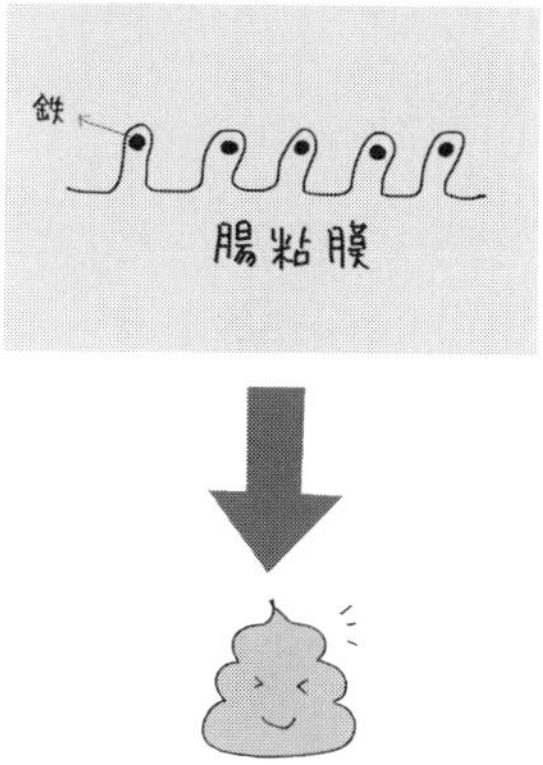

含有量が少ないので、「アミノ酸スコア」が低くなります。

私が開業した30年前は「肉を食べるとがんになる、日本人には植物性タンパク質が向いている」という風潮が台頭していました。

確かに摂取した牛乳や肉が胃酸で消化されないと、腸で腐敗発酵して体調不良になります。大腸が汚れて大腸ポリープや大腸がんの一因にもなります。アンモニアが生成され、肌がくすんで代謝臭で口臭と体臭がひどくなります。東洋医学では「瘀血《おけつ》」という状態です。腸が汚れると6分後には悪血が歯の中（歯髄）にまで達してしまうのです。

その後、腸をきれいにしようという「腸内細菌ブーム」が起きます。その弊害として、乳酸菌を殺菌してしまう「胃酸」が悪者扱いになる風潮があります。

タンパク質が不足すると肥満、いびきを引き起こす

ダイエットなどによるタンパク質摂取量の制限や、吸収量の不足などが起きると空腹になるので、炭水化物の過摂取になります。肥満や糖尿病の予備軍です。

脳がひもじくなるのでアルコール、ニコチン、カフェインで補填するヒトもいます。禁酒、禁煙できない一因です。

タンパク質の不足による炭水化物の過摂取では、摂取した炭水化物が体内で糖に変わり、さらに脂肪となって肝臓に蓄積され、進行すると脂肪肝となります。

脂肪は舌にも蓄積されます。肝臓はエコーで確認しますが、舌は直接目で見ることができる内臓です。牛タンの輪切りを見ると、特に付け根の周囲に霜降り状に脂肪が蓄積されているのがわかります。

図 27　舌に脂肪がついて肥ると舌肥満になる

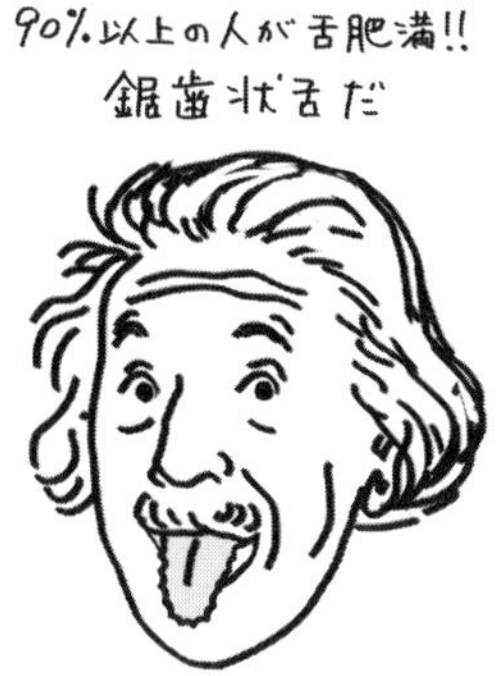

舌に脂肪がついて肥ると、歯に圧迫されてギザギザになります。これが「鋸歯状舌《きょしじょうぜつ》」です。舌が肥ると、寝ている時に咽頭部を塞ぐので、苦しくなって「いびき」をかくようになります。

歯ぎしり、くいしばりの連鎖

炭水化物の過摂取では深夜にインシュリンが

分泌されて「低血糖性ショック」を招きます。糖尿病にならないように体が自己防衛する仕組みです。

ところが、脳が驚いて、ノルアドレナリンというホルモンを分泌するので、筋肉が硬直します。口の周りでは歯ぎしりやくいしばりを生じます。成人では赤ちゃんのように、筋肉を緩めて眠るのが難しい一因です。

眼が覚めてからも、疲労感が抜けていない場合は「夜間低血糖性ショック」が疑われます。

これまで「歯ぎしり」は噛みあわせと精神的なストレスが原因だと考えられてきました。歯ぎしりをする子どもにお母さんが与えていたのは、ストレスではなくて甘いものだったのです。

炭水化物や糖類を過摂取することで、血糖値が上がり、インシュリンが分泌されて血糖値が下がる「スパイク現象」は、日常的に起きる生理現象です。前述のように、食後に眠くなるのは、消化のために胃に血液が集まって脳貧血になる「腹ごなし」といわれてきましたが「低血糖性ショック」で気絶していたのです。

タンパク質欠損からはじまる健康のドミノ倒し

タンパク質は、窒素を含有する20種類（体内で合成できない9種類の必須アミノ酸とそれに準じる11種類のアミノ酸）のアミノ酸でできています。

５００個程度のアミノ酸が結合したタンパク質が多いので、タンパク質の種類は５００の20乗種類あるという計算になります。さらに、結合の数が違うタンパク質を加味すると天文学的な数になります。

ヒトは気体の窒素を栄養素として取り込むことができないので、動物や植物から食物として供給する必要があります。

タンパク質は胃で「ペプチド」に消化され、腸で「アミノ酸」に分解されて吸収されます。その後、体のさまざまな用途として働けるように、肝臓で再合成されて全身に運ばれます。

心身のほとんどは、タンパク質を中心とした栄養素でつくられて機能します。さらに栄養素の多くは、タンパク質と結合して運ばれ、吸収されます。

このように、タンパク質は生理的に大事ですが、多くのヒトに不足している栄養素です。体の不調の根本原因の多くは、タンパク質の不足からはじまる「栄養欠損のドミノ倒し」だと考えられます。

たとえば「肥満症候群（メタボリックシンドローム）」にもタンパク質不足が関わっています。メタボリックは「代謝」という意味で、肥満症候群の改善は、摂取した栄養素の代謝を見直す作業です。

「代謝」とは摂取した栄養素が腸から吸収された後に体を構築して（同化）、役目を終えると老廃物として排泄される（異化）一連の流れです。

ウンコは老廃物ですが、その半分は未消化で体に取り込まれなかった栄養素です。摂取＝吸収ではないのです。

栄養素は小腸から吸収されてはじめて体内に入ります。栄養素が消化器系にあるうちは「栄養素を摂った」とはいえないのです。食事で栄養素をまかない切れない理由がそこにあります。

タンパク質が不足してホルモンが低下する危機

コレステロールはタンパク質からつくられ、ステロイドホルモンの材料になります。

とかくコレステロールや中性脂肪は悪者扱いされますが、低値に注意が必要です。副腎皮質ホルモンという天然のステロイドが減少すると「副腎疲労症候群」を発症します。女性では無気力、うつ傾向、男性ではキレやすくなります。

せっかく摂った栄養の消化吸収効率を下げる原因は、第一によく噛まないで食べることです。よく噛まないと、消化器系に送られる食塊が大きすぎて、消化分解吸収されずに、そのままウンコとして出てしまいます。ですからまずは「よく噛むこと」が大切です。

血液検査でわかる副腎疲労症候群

・中性脂肪
※中性脂肪が低く、低血圧、低血糖を伴うと副腎でステロイドホルモン（糖質コルチコイド）が作れなくなって、無気力やうつ傾向を招く

糖尿病も、貧血も、骨粗鬆症も根本原因はタンパク質不足だ

50歳を過ぎたら、タンパク質の不足から連鎖的に陥る糖尿病に注意が必要です。

体内へのタンパク質の供給量が不足すると、お腹が空きます。手っ取り早く空腹を

満たすために、炭水化物（糖類）が欲しくなります。肉を食べても、胃酸で消化できないとタンパク質が体に取り込まれないので、ザルに水を汲むように空腹が続きます。50歳を過ぎてもこの状態が継続すると、自覚がないまま糖尿病になる場合があります。

急激な体調不良が続くのでお医者さんに行ったら、糖尿病だったということが少なくありません。

骨粗鬆症もタンパク質の不足が引き金になります。骨は、4型コラーゲンタンパク質（タンパク質、ビタミンC、鉄）の上にカルシウムが沈着してアパタイト化したものです。ビタミンD_3やマグネシウムの他に、タンパク質がないと骨は形成されません。鉄はタンパク質と結合して酸素を運びます。鉄があってもタンパク質不足では、貧血も改善されないことがわかります。

タンパク質欠損に端を発したドミノ倒しがあらゆる体調不良を招くのです。

不調の90%は栄養素の不足だ

ヒトは１００%、食べたものでできています。

福岡伸一氏が『動的平衡』で示したように、ヒトが変わらないでいるためには、少しずつ入れ替わる必要があります。

不調の90%は、栄養素が関わっています。その内訳は、不調の75%は栄養素の不足です。残りの25%は遺伝子疾患や遺伝子が関わる家系的な弱点、生活習慣、嗜好性、運動で、そのうちの15%が栄養素の不足を伴っています。

『動的平衡』では、遺伝子は入れ替わらないプラモデルのような側面として捉えられています。遺伝情報は変化しませんが、DNAも代謝します。そこから複製されるRNAが、せっせと20種類のアミノ酸からタンパク質を合成しています。

遺伝子疾患のダウン症でも、充分な栄養素を供給することで、免疫を整え、体調の向上を図って健康寿命を引き上げることが可能です。生活習慣や嗜好性、運動もコントロールが可能で、そこには栄養素が関わっています。

ヒトが枯れないためには「代謝水」が大切

唾液や胃液は、ムコ多糖（ムチン）というタンパク質でできています。ブドウ糖は分解すると水と二酸化炭素になります。アミノ酸がタンパク質に再合成される時も水ができます。

このように代謝の過程で生成された水を「代謝水」といいます。クラスター（集合体）が小さい水なので、容易に細胞に入って組織を潤します。

ご高齢者が水分を補給しても脱水症状や熱射病になるのは、細胞に取り込まれる代謝水の不足、すなわちタンパク質の不足です。

代謝水が不足すると、細胞の潤いがなくなってシワが増え、毛髪が細くなり、老化が加速します。体中が干ばつの畑のような状態になるわけです。毛髪という頭皮に植えられた作物も、干からびて細くなり、抜け落ちてしまいます。タンパク質が不足するとヒトは枯れるのです。

そうならないためにも「代謝水」が重要であり、代謝水が生成されるためには、タンパク質が必要です。

図 28「代謝水」が大切な理由

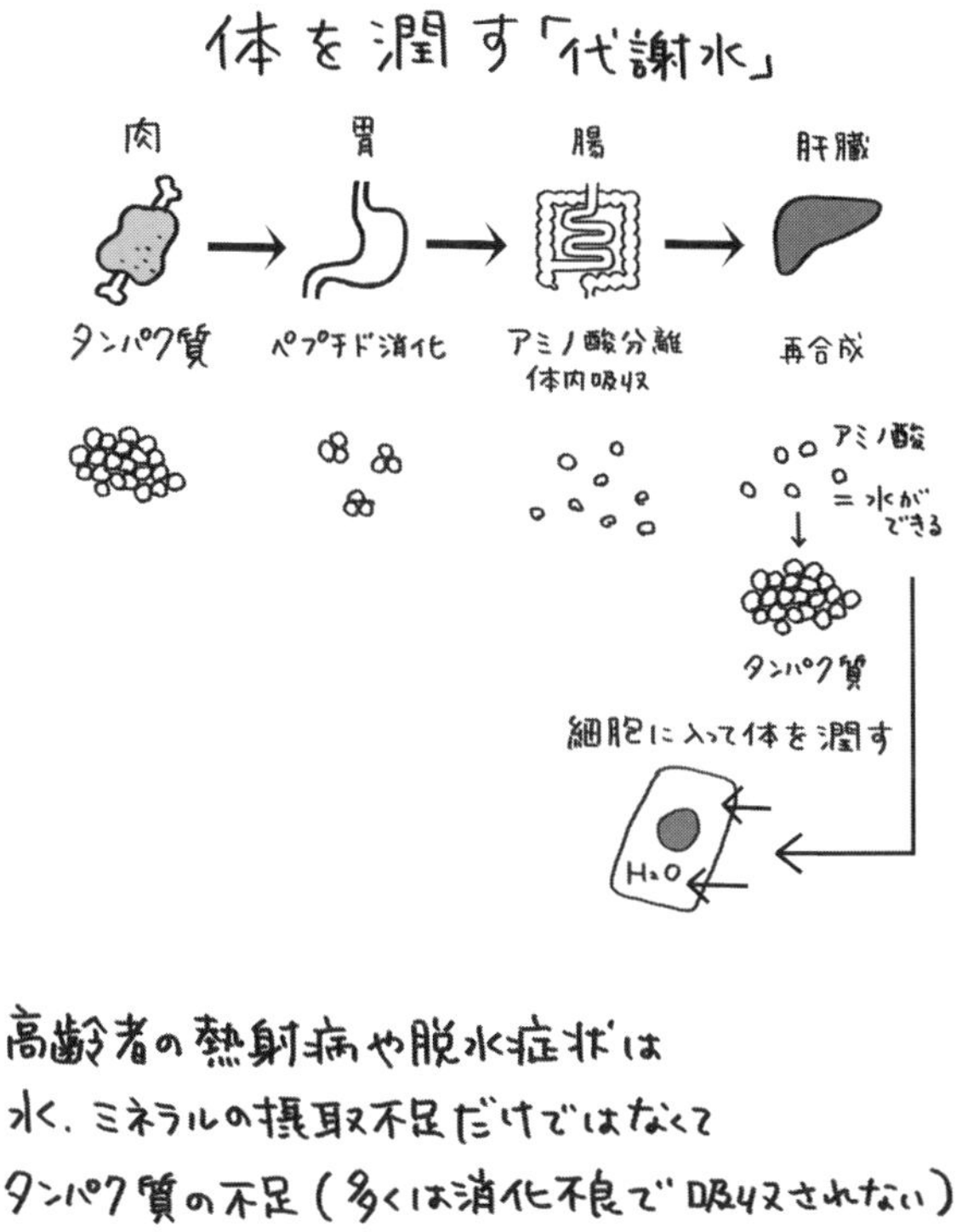

血液検査でわかる代謝水の不足（脱水症状）すなわちドロドロ血液

- 赤血球数
- Hb
- ヘマトクリット
- MCHC
- リンパ球
- 総蛋白

日本人には動物性タンパク質の摂取が必要だ

植物と人間のタンパク質は、アミノ酸組成が異なります。大豆や藁《わら》を燃やした時と、髪の毛を燃やした時で臭いが違うのはそのためです。

体を構築するためには、９つのアミノ酸が必要です。体内ではつくることができないので「必須アミノ酸」といいます。その他のアミノ酸を加えても、全種類はわずか20種類です。

このアミノ酸のラインナップは、動物性のタンパク質を分解して得られるアミノ酸でないと揃いません。宗教的な理由や出家者でなければ、動物性タンパク質を補います。特に35歳を過ぎてからは、代謝が著しく落ちるので、積極的にタンパク質を摂るように心掛けます。

植物性タンパク質では、人間に必要なアミノ酸が揃わないことはもちろんですが、動物性タンパク質であっても摂取の要領があります。

鶏肉はタンパク質を多く含みますが、アミノ酸の種類に欠落があります。鶏肉を摂取してジムに通うボディビルダーが、腱を傷める一因です。

卵は動物性タンパク質を豊富に含む食材であり、卵白のペプチドは吸収にも優れています。しかし、卵でタンパク質を補うには、1日7個程度食べないと必要量に追いつきません。

また、アビジンという成分によるビオチン欠乏を生じて、脱毛や湿疹の原因になるといわれます。以前、生卵を補給するボディビルダーの毛髪が薄い一因として挙げられていました。加熱してから摂取すると、アビジンがビオチンとくっつきにくくなります。

最終的に体の中で栄養として機能することを考えると、体内でタンパク質をきちんと生成するためには、アミノ酸スコアとタンパク質スコアの両方に配慮して摂取する必要があります。理想は、メチオニンを多く含む豚のヒレ肉です。

参考として、図29に主な食品のプロテインスコアの参考例を挙げます。

なお、植物性のタンパク質で1日量を補う場合、納豆なら5パック、豆腐なら3丁という摂取量になります。

図 29 主な食品のプロテインスコア参考例

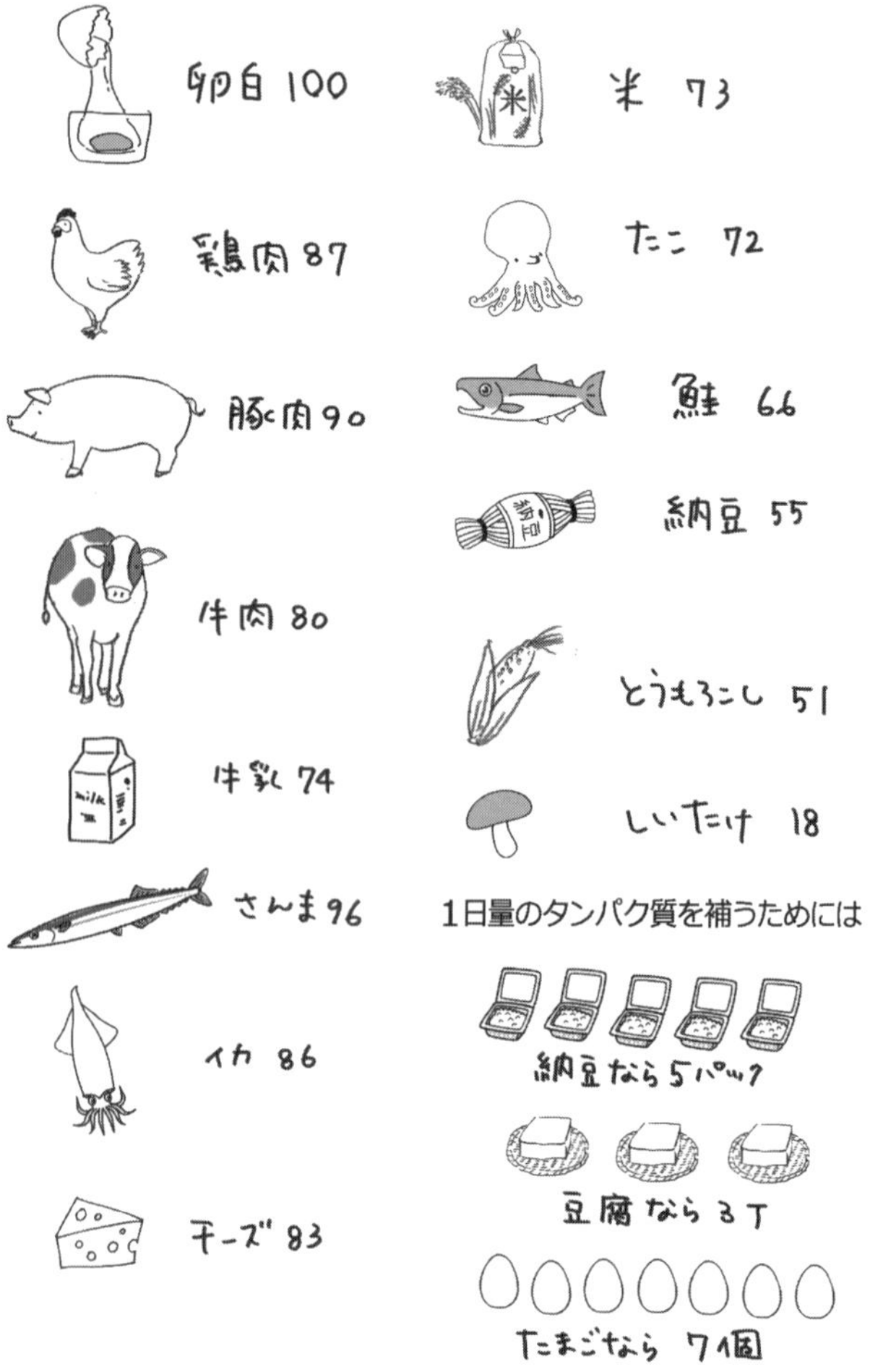

炭水化物も必要

「糖質ダイエット」といって、炭水化物を目の敵にするのは好ましくありません。

タンパク質はエネルギーになるのが遅いので、タンパク質を燃やすための種火になる炭水化物（糖類）を1日200グラム程度摂りましょう。ご飯なら飯茶碗2杯、バナナなら2本程度が目安です。運動をするヒトは、300グラムを目安にします。

なお、ビタミンB群の不足や運動不足では、本来アミノ酸になるタンパク質が糖になるので、炭水化物の過摂取になります。

タンパク質の半分をサプリメントで補う理由

ヒトは自然の摂理に任せていたら朽ちてしまいます。

体を構成する基本となるタンパク質は、加齢で吸収力が低下します。自然に任せていると、タンパク質の欠損が起こり、老化が進行します。すなわちシワが増え、毛髪が薄くなり、免疫力が低下する等、タンパク質欠損の症状が進行します。

そのため、タンパク質が効率よく吸収されるように、ペプチドやアミノ酸まで細かくして投与することで吸収力を高めたり、胃酸の代わりにクエン酸を用いたりという工夫をします。

もちろん基本は食事からタンパク質を摂取すること。胃は筋肉なので、ある程度活動させて甘やかし過ぎないことも大切です。

そして、1日30分以上の有酸素運動ができるコンディションなら、タンパク質の必要量の半分をサプリメントで補うといいでしょう。

体重50キログラムのヒトなら、毎日500グラムのヒレ肉が必要量です。

サプリメントでは、次の量を1日3回に分けて摂取します。

・プロテインなら50グラム程度（吸収時間3時間）

・ペプチドなら25グラム程度（吸収時間1時間）

・アミノ酸なら12グラム程度（吸収時間30分）：そのうち半分の6グラムをサプリメント、6×10＝60グラムを食事（肉）で補って、消化剤としてクエン酸を摂取します（ただしアミノ酸20種類のうち、9種類の必須アミノ酸のアミノ酸スコアが100であることが好ましい）。

図30　タンパク質の摂り方

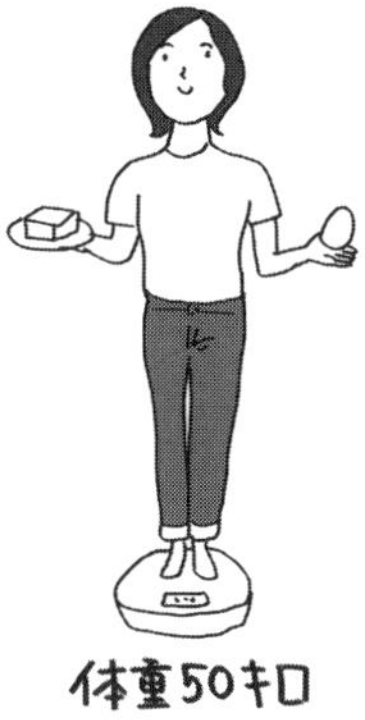

体重50キログラムのヒトなら、
1日に50グラムのタンパク質を消費する

肉なら	1日500グラム 消化吸収に 3時間	ただし胃酸の分泌が少なければ、吸収されずにウンコとして出てしまう
粉末状のプロテインサプリメントなら	1日50グラム 消化吸収に 3時間	ただし胃酸の分泌が少なければ、砂のようにウンコとして出てしまう
ペプチドサプリメントなら	1日25グラム 吸収に1時間	空腹になる
アミノ酸サプリメントなら	1日12グラム 吸収に30分	半分は食べ物換算60グラムを食事（肉）でまかない、消化剤代わりのクエン酸を摂る

24時間空腹にならない状態をキープする

タイムラグがあるので、空腹になったら半日前のタンパク質摂取量が不足していることになる

サプリメントと薬の違い

少し話がそれますが、サプリメントと薬の違いについて質問を受けることがあります。

薬は本来我々の体にない分子（化学物質）を投入するもので、効果が絶大です。しかし異物のため、肝臓で解毒処理されて、毒として排泄されます。

それに対し、サプリメントは栄養素＝本来体に備わっている成分を補充することを指します。代謝により組織や細胞に留まって、一定期間機能した後に老廃物として排泄されます。ですからサプリメントは「薬」ではなく「食物」として捉えます。

タンパク質のサプリメントは、食品から生成して得られたものを用います。もとの材料は、植物性なら大豆、麻（ヘンプ）、米など。動物性は卵白、牛乳、肉です。

私は牛乳から得られたタンパク質をペプチドまで細かくしたホエイペプチドを用います。さらに、アミノ酸まで細かくなれば、動物性由来、植物性由来を問わず、アレルギーの心配も少なくなります。

最近は大豆由来の植物性タンパク質でも、動物性のタンパク質と変わらないという意見があります。しかし、植物由来のタンパク質では、必要量を摂っても空腹になるので、やはり動物由来のタンパク質を摂るのが効率的です。

サプリメント摂取に当たっての注意点

サプリメントの摂取に当たっては注意も必要なので、厚生労働省は海外からのサプリメントの個人輸入に対して警鐘を鳴らしています。

栄養素とはいえ、単体の栄養素を大量に用いると、その分子に対してアレルギーを獲得してしまう場合があります。ですからサプリメントを食品に近づけるために、代謝の過程で関わる栄養素をブレンドして、体に過度の刺激にならないように配慮する必要があります。

人種差もあります。体格がよく、体内の酵素が進化している白色人種では、日本人に比べて多量の栄養素を取り込めます。ビタミンＣを例に挙げると、日本人は10グラムの摂取で下痢になりますが、白色人種では30グラム程度でも大丈夫です。

糖尿病のヒトが炭水化物を制限しないといけないように、腎機能が極端に低下している場合は、タンパク質の摂取に配慮が必要です。クレアチニンの値が高く、腎臓の濾過機能が低下しているヒトは精査が必要です。腎機能や肝機能が低下していたら、肝臓や腎臓に負荷がかからないよう、筋肉で分解されるアミノ酸のバリン、ロイシン、イソロイシンの3種類のアミノ酸を用います。

血液検査でわかる腎機能

・クレアチニン
・推算GFR
・マグネシウム、クロール

タンパク質と運動とダイエット

50歳を過ぎたらタンパク質の半分を食事から、半分をサプリメントで補うのがおすすめです。24時間空腹にならない状態を目安にします。

タンパク質が不足すると炭水化物が欲しくなくなります。ニコチン、アルコール、カフェインが欲しくなるのもタンパク質の不足です。

タンパク質は消化吸収に時間がかかり、エネルギーになるまでにタイムラグがあります。夜に空腹になったら、昼間のタンパク質の補給不足です。お腹が充実しているうちに次のタンパク質を補うのが秘訣です。

ダイエットでは「脂肪を燃やす」といいますが、脂肪細胞は本来、蓄えるのが役目の細胞です。ヒトは日常、ＡＴＰのエネルギーを使用して生命を保っています。ＡＴＰが枯渇するとお腹が空きます。この時、脂肪を燃焼してエネルギーとして利用する代謝に切り替わります。「脂肪を燃やす」わけです。

しかし、空腹で運動をすると、運動後低血糖で気分が悪くなるか、あるいは空腹に耐えかね、爆食いしてリバウンドしてしまいます。

そこで、運動の直前に１グラム程度のアミノ酸を摂取します。９種類のＥＡＡ（必須アミノ酸）と、筋肉でエネルギーをつくるＢＣＡＡ（分岐鎖アミノ酸のバリン、ロイシン、イソロイシン）を多めに摂ります。

タンパク質は消化吸収に３時間かかります。胃酸で消化されて分子が小さくなったペプチドは、１時間程度で吸収されます。

もっと細かく小腸で分解された状態のアミノ酸なら30分で吸収されます。１日30分程度の有酸素運動（ウォーキングや自転車）は、高齢でも無理のない、理想的な運動量です。そこに、アミノ酸の吸収のタイミングを利用するとちょうどよいのです。

「半日前にタンパク質を補っておいて、空腹前にペプチドかアミノ酸を摂り、30分か

図31　運動とダイエット時のアミノ酸の摂り方

「脂肪は燃える」というが、脂肪は蓄えるのが役目
普段は「ATP」のエネルギーを使って生命活動をしている

ATPが枯渇する、つまり「空腹」になると、脂肪が燃える

脂肪を燃やすためには、運動は空腹で行うのがよい

しかし、運動後は空腹で爆食いしたり、低血糖で気分が悪くなったりする

運動直前に30分で吸収されてATPを速やかにつくるアミノ酸を摂取しておく

運動中は脂肪が燃えて、運動後ATPのエネルギーに戻る

ら1時間の有酸素運動をする」のが、効果的な運動のタイミングです。

また、最近流行の糖質制限ダイエットですが、糖質を制限するだけでは空腹に耐えかね、どこかで爆食いしたくなって失敗します。

糖質制限ダイエットをする場合、運動と同じようにタンパク質を充分に補って、24時間空腹にならない状態を確保することが大切です。

その結果、1週間で1キログラム程度の減量も可能です。タンパク質はゆっくり代謝してアミノ酸に分解されるので、基本的には脂肪にはなりません。

タンパク質不足は異化亢進（糖化）を招く

日本人は悪玉コレステロール値が高く、中年以降、北斎漫画のキャラクターのように、お腹が出る小太り体型になります。

そこに、タンパク質不足、ビタミンB群不足、運動不足が重なると、自分の筋肉を糖に変えてエネルギーにする「異化亢進《いかこうしん》（糖化）」という現象が起きます。自分の筋肉を自分で食べてしまう！　という現象です。血液検査の「尿素窒素」の低値は「タンパク質異化亢進」です。30％のヒトにみられます。

四肢の筋肉が糖に変わるのを放置すると、手足が細ってお腹が出ます（図32）。コミック『進撃の巨人』作中に出てくる巨人か、副腎皮質ホルモンの分泌過剰で生じる「クッシング症候群」のような外観になります。

エレガントでダンディな中年を目指すなら、異化亢進という生理現象は避けたいものです。

タンパク質が不足すると糖に変わる！

本来はアミノ酸に変わるタンパク質が過度に不足すると、糖化が起こります。炭水化物（糖類）を摂っていなくても血糖値が上がり、血液検査では、尿素窒素、コレステロール、中性脂肪の値が高くなります。

タンパク質が不足する原因は、炎症性疾患（発熱、慢性関節リウマチ）、がん（がん細胞はタンパク質を利用する）、甲状腺機能亢進症、過度の運動、成長期、タンパ

図 32　タンパク質の糖化
（異化亢進）による体型

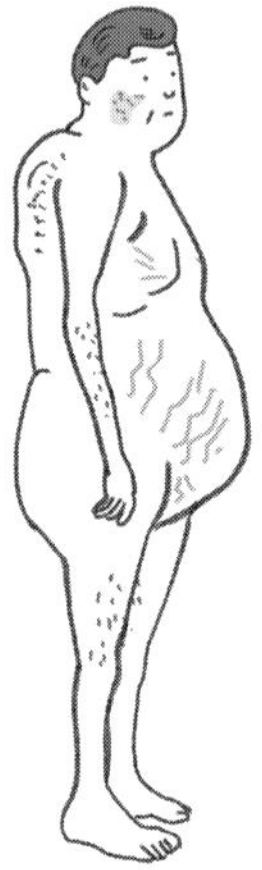

血液検査でわかる日本人体質

- GOTよりもGTPが高値
- BUNが高値
- LDLコレステロールが高値

ク質の代謝異常（肝硬変、腎疾患、高齢、妊娠、授乳期、ストレス）などです。

中でもタンパク質が不足する最大の原因は、第3章で提示する「胃酸の分泌量の低下による未消化」です。

隠れ肥満はGOT、GPTでは見つからない

本章の最後に、タンパク質不足が原因の症状を、医学的な見地からもう少し挙げておきたいと思います。

まずは「隠れ肥満」についてです。血液検査でGOT、GPT、γ－GTPが基準値内でも、LDH（乳酸脱水素酵素）、コリンエステラーゼ、直接ビリルビン、善玉コレステロール、貯蔵鉄（フェリチン）の値が高ければ要注意です。さらに運動嫌いも一考を要します。

GOTよりもGPTの値が高ければ、基準値内でも脂肪肝を疑います。

血液検査でわかる隠れ肥満

・GOTよりもGTPが高値
・LDH、ChE、直接ビリルビンが高値
・HDLコレステロールが高値
・フェリチンが高値
※運動が嫌いで、顔に肝斑がある

隠れ肥満では「肝斑」が増えます。痩せていても、脂肪肝歴が長いヒトの顔貌的特徴として、10円玉のようなシミができます。肝機能が低下しているために増えるシミで、頬骨付近では肝臓の形をしているので「肝斑」といわれます。

肝機能を改善するために、アミノ酸のL－システインや、ペプチドのグルタチオンを用います。

タンパク質と糖が合体するアマドリ化合物に注意！

次に、菜食主義者に見られがちな、肌が褐色にくすむ「メイラード反応」についてご説明します。

炭水化物（糖類）過摂取のヒトは、タンパク質と糖がくっつくメイラード反応で「アマドリ化合物」が生成されます。アマドリ化合物は心身にさまざまな影響をおよぼします。

例として、老化の進行、動脈硬化症の促進、細胞のがん化、高血圧症、糖尿病、心臓病、歯周病のリスクが挙げられます。白内障はアマドリ化合物が角膜に溜まった現象です。

牛乳などのタンパク質に砂糖を加えて焼くと、こんがり褐色になるように、皮膚もメラノイジンが生成されて、くすんで褐色になります。菜食主義者、ビーガン、玄米菜食、断食を信仰するヒトに顕著に表れます。

食物繊維は炭水化物です。腸内細菌が「セルローゼ」という繊維素分解酵素を出します。過剰な野菜の摂取は糖類の摂取と同じなのです。

赤血球の寿命は120日です。タンパク質が糖とくっついた複合体は、寿命が数カ月におよび、細胞にダメージを与え続けます。この現象を利用して糖尿病の指標となるのが、ヘモグロビンA1cです。

炭水化物の摂取量に注意しつつ、タンパク質や糖をしっかり燃やすことが大切です。そのためには、1日最低30分の有酸素運動（ウォーキングや自転車のように呼吸を止めない運動）、ビタミンC、ビタミンB群、ビタミンE、不飽和脂肪酸（EPA）の摂取といった「抗酸化アプローチ」が必要になります。

図33 ヒトの組織の更新周期

組織	更新周期
脳	１カ月～１年
胃粘膜	３日
腸の絨毛	１日
肝細胞	２０日～１年
腎臓細胞	１カ月～１年
筋肉	１カ月～２００日
靭帯	１２０年
赤血球	１２０日
骨	３カ月～３年
肌	１０代２０日　３０代４０日 ５０代７５日　６０代１００日
神経細胞	１８０～３６０日
頭髪	５年
血小板	１０日
リンパ球	Tcell　４～６カ月 Bcell　２日～２カ月
顆粒球	３日

健康状態確認の周期は120日（4カ月）

肩こりや片頭痛のような症状の改善は自覚的な手応えとして確認できますが、赤血球は120日（4カ月）で入れ替わるので、新しく取り入れた健康法の評価、体調の変化、サプリメントの効果判定のための血液検査は4カ月後に見直します。

また、組織の更新周期はサプリメントの効果を確認するための目安になります。心筋や靭帯のように損傷すると回復に120年かかる、寿命の範囲では再生できない組織もあります。一方、代謝の周期が長い細胞では、がんになりにくいという利点もあります。

図33にヒトの組織の更新周期を挙げます。

第3章

胃酸の分泌が健康への第一歩

胃酸は「悪者」という大誤解

胃酸＝塩酸の役割は、五大栄養素の中で最も重要なタンパク質の消化です。タンパク質の「吸収不全」の根本原因は胃酸の分泌量の低下です。

第2章では、タンパク質を摂ることの大切さについてお伝えしました。この章では、タンパク質の吸収に関わる胃のコンディションの大切さについてご説明します。

タンパク質は胃で消化され、腸で分解されて吸収されます。そこで、皆さんに質問です。

「胃酸」と聞いて、どのようなイメージを持ちますか？

なんとなく、胃粘膜を溶かしかねないもの、胃腸を痛める原因などと考え「悪者」のイメージを持っていませんか？

それは、大きな間違いです。

胃酸は、タンパク質をペプチドに消化する役割があります。それにより小腸の腸内細菌と酵素が、ペプチドをアミノ酸まで細かく分解することができ、腸粘膜から吸収されるのです。

食べたタンパク質が未消化のまま大腸に運ばれると、悪玉菌のエサになってしまいます。その結果、腐敗発酵により、アンモニアや活性酸素が生成されます。肉（タンパク質）を摂取しても、胃酸で消化しないと吸収されずに、ウンコと共に排泄されてしまいます。胃酸の分泌が低下しているヒトのウンコをキッチンペーパーで濾すと、排出された未消化の肉片が観察されます。

腸より先に胃を整える

昨今、健康のために「腸内細菌を整える」ことがうたわれています。しかし、私はまず「胃」の調子を整えることを提案します。なぜなら、腸のコンディションを左右しているのは胃だからです。口で咀嚼《そしゃく》して細かくなった肉片は、胃に運ばれます。腸内細菌叢がブームの昨今ですが、胃酸分泌低下でタンパク質が未消化だと、悪玉菌のエサになるので善玉菌が活躍できません。

大腸で悪玉菌の餌となって腐敗発酵した未消化のタンパク質は、

血液検査でわかる胃のコンディション

・ペプシノゲンⅠ
・ペプシノゲンⅡ
・PGⅠ／PGⅡの比率

大腸ポリープや大腸がんの原因になります。

胃酸には殺菌、酵素の活性化、三価の植物鉄が吸収されるように二価のヘム鉄に変えるなどの役割があります。

胃酸で二価に変わった鉄イオンは小腸で吸収され、一部は腸粘膜に蓄えられます。胃酸の分泌量の目安となるペプシノゲンIが30以下になると（標準は70）、鉄は吸収されずに、黒い便となって外に出てしまいます。

さらに、海藻類や貝に多く含まれるビタミンB_{12}はビタミンAやビタミンB_9（葉酸）と共に、血液の分化に関わる重要なビタミンです。ビタミンB_{12}は、唾液のタンパク質（アールタンパク）と結合して胃酸から守られ、胃酸に含まれる内因子がくっついて小腸から体に取り込まれるのです。飲酒や精神的なストレスは、唾液のアールタンパクと内因子の分泌量を低下させます。

逆流性食道炎は「胃酸過多」ではない

「胃酸＝悪者」のイメージの背景には「逆流性食道炎」という疾患が、世の中に浸透したことがあると思います。しかし実際は、胃酸が多く分泌されているわけではありません。

逆流性食道炎では、食道の炎症からペプシノゲンが血液中に漏れるので、胃酸過多として制酸剤が処方されます。そして、制酸剤の長期の服用で、タンパク質の消化能力が低下して、結果的にタンパク質の不足になるので注意が必要です。

逆流性食道炎は次のような原因が考えられます。

- 加齢による噴門の緩み
- 噴門を締める役割を担うカルシウム摂取量の不足
- 噴門を緩めるイオウ化合物（ネギ、ニラ、ラッキョウ、ニンニク、キャベツ、ブロッコリー）の過摂取
- 腹圧がかかるスポーツや仕事による胃酸の逆流
- 肥満で腹圧がかかる

健康維持のために、スポーツジムなどで運動に励んでいらっしゃる方も多いかと思いますが、50歳を過ぎてからは、ジムで腹圧をかけるトレーニングには注意が必要です。

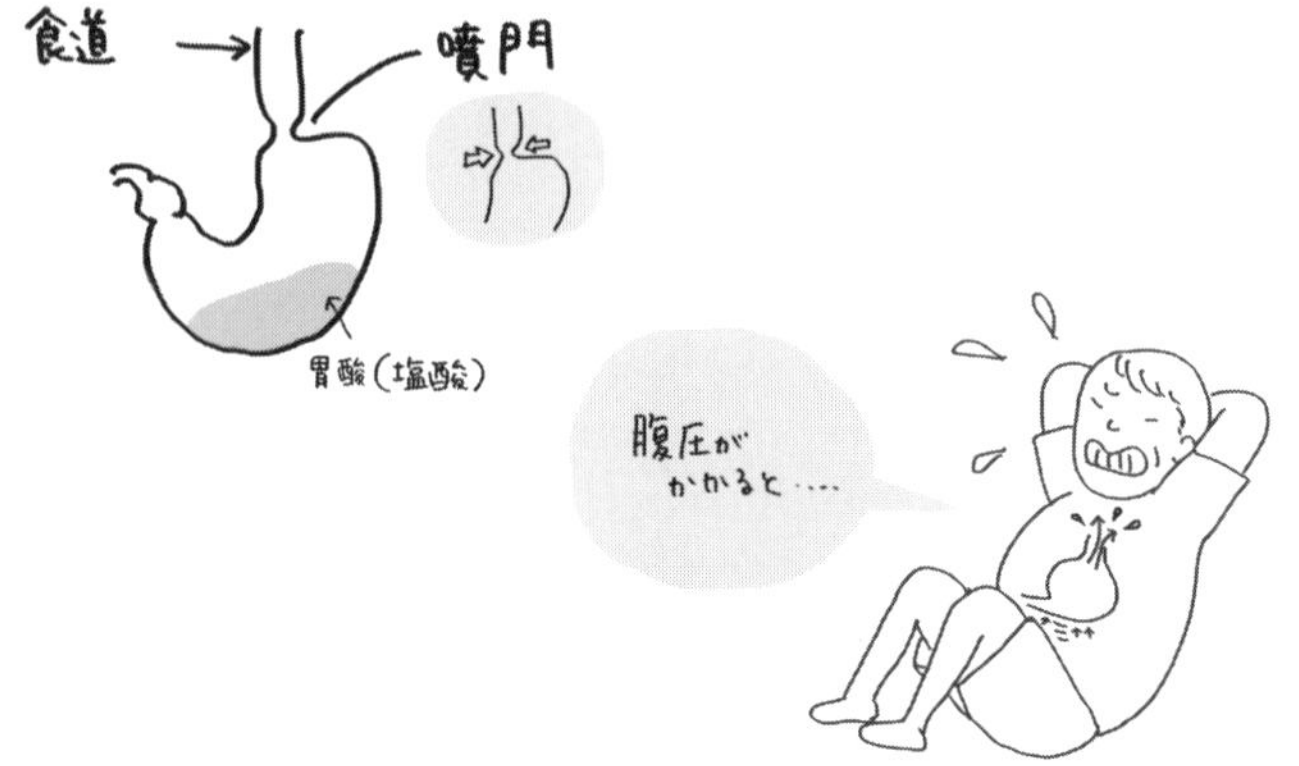

図34　逆流性食道炎の原因

50歳を過ぎると筋肉は弛緩します。胃酸が逆流しないように閉じている噴門も、ご多分に漏れず緩みます。さらにニンニクやネギ、ニラのようなイオウ化合物が好きで、カルシウムの摂取が不足しているヒトは、噴門が緩みやすくなります。

そこに腹圧がかかるトレーニングをすると、胃酸が逆流して、逆流性食道炎につながるのです。

現代人は胃が萎縮している

胃酸の重要性についてご理解いただけたと思いますが、35歳ぐらいからヒトは老化が加速し、唾液や胃酸の分泌量は低下していきます。

また、現在のストレス社会では、若年者でも交感神経の過緊張で胃が萎縮していま
す。

胃が萎縮すると、胃酸の分泌量が減少します。

胃酸が分泌されないと、前述のように、体を構築する基本栄養素のタンパク質が消化できません。胃で消化されなければ、腸で吸収される大きさの分子のアミノ酸まで分解できず、大腸で腐敗発酵します。

その結果、大腸の腸内環境を悪化させ、吸収不全によるタンパク質不足が、さまざまな体調不良を招くことは、繰り返しお伝えしてきました。

胃酸の分泌量は、血液検査でペプシノゲンI量を測定しますが、現代人は90％以上のヒトで胃酸の分泌量が減少しています。

唾液は食物の刺激で分泌が促進しますが、胃酸は常に同じ量が保たれているのです。

考えられるのは、次のような原因です。

・交感神経の過緊張（精神性ストレス）で胃の運動が低下し、胃酸の分泌が悪い

・胃酸を分泌する腺細胞が働くためのカルシウムが不足している

・加齢やピロリ菌で胃が萎縮している
・胃液のムコ多糖類を合成するタンパク質が不足している（タンパク質不足の悪循環）
・制酸剤の長期服用（薬剤性）

悪の元凶は「ピロリ菌」だ

さまざまな原因から分泌量が低下してしまう胃酸ですが、中でも最も厄介なのがピロリ菌です。

医科では、胃がんのリスクファクター（危険因子）としてピロリ菌の除菌をするのですが、ピロリ菌で胃酸が中和されるので、存在が好ましいという考え方の先生もいます。平成30年の学会で、「15歳以下では除菌をしない」という見解と「早期の除菌が好ましい」という見解で分かれました。

私は予防医学的な見地から、速やかに除菌して欲しいと考えています。その理由は、ピロリ菌によって胃が萎縮してタンパク質の消化能力が低下すること、萎縮した胃は機能回復が困難なことが挙げられます。ピロリ菌の感染が長期に渡るほど胃が萎縮し、栄養素の吸収が低下して栄養不足になるため、さまざまな疾病を招くのです。

ピロリ菌で胃が萎縮すると、鉄、ビタミンB_{12}、ビタミンB_9、タンパク質の消化吸収量が低下します。さらにタンパク質不足による空腹から炭水化物過摂取となり、糖尿病、高脂血症、体調不良を招きます。結合するべきタンパク質がないと鉄が体内にうまく吸収されないので、萎縮胃による胃酸分泌低下では、貧血も改善されにくくなります。

また、前述のようにタンパク質不足では、炭水化物（糖質）が摂取したくなる欲求の他に、ニコチン、アルコール、カフェインで脳のひもじさを解消しようとするので、喫煙、過飲酒、コーヒーの過飲などの原因になります。

わかりやすいように、これらの流れを図で示してみましょう。

血液検査でわかるピロリ菌

・H・ピロリ菌抗体
・ペプシノゲンⅠ、ペプシノゲンⅡ
・PGⅠ／PGⅡの比率

図 35　ピロリ菌の感染から糖尿病をはじめとする生活習慣病に至る経緯

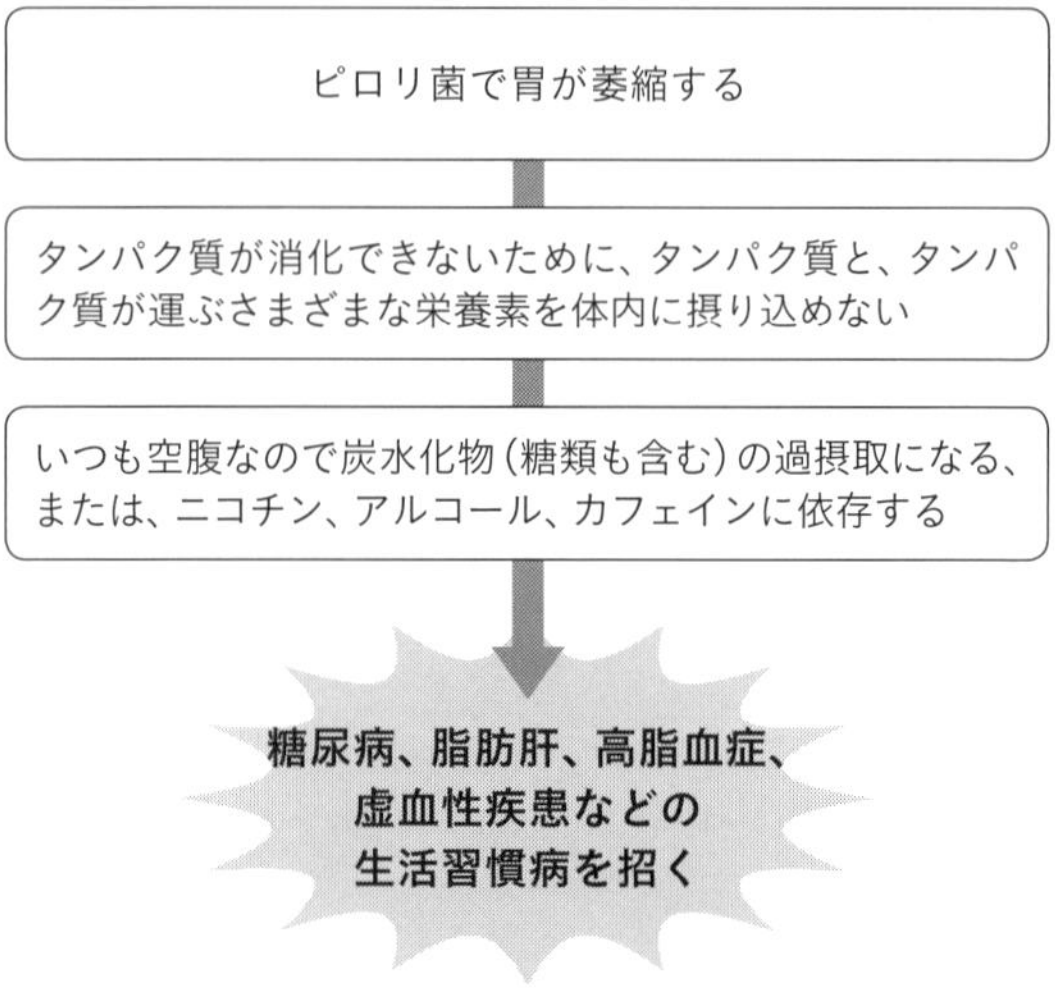
ピロリ菌で胃が萎縮する
タンパク質が消化できないために、タンパク質と、タンパク質が運ぶさまざまな栄養素を体内に摂り込めない
いつも空腹なので炭水化物（糖類も含む）の過摂取になる、または、ニコチン、アルコール、カフェインに依存する
糖尿病、脂肪肝、高脂血症、虚血性疾患などの生活習慣病を招く

図 36　ピロリ菌の感染から貧血になる流れ

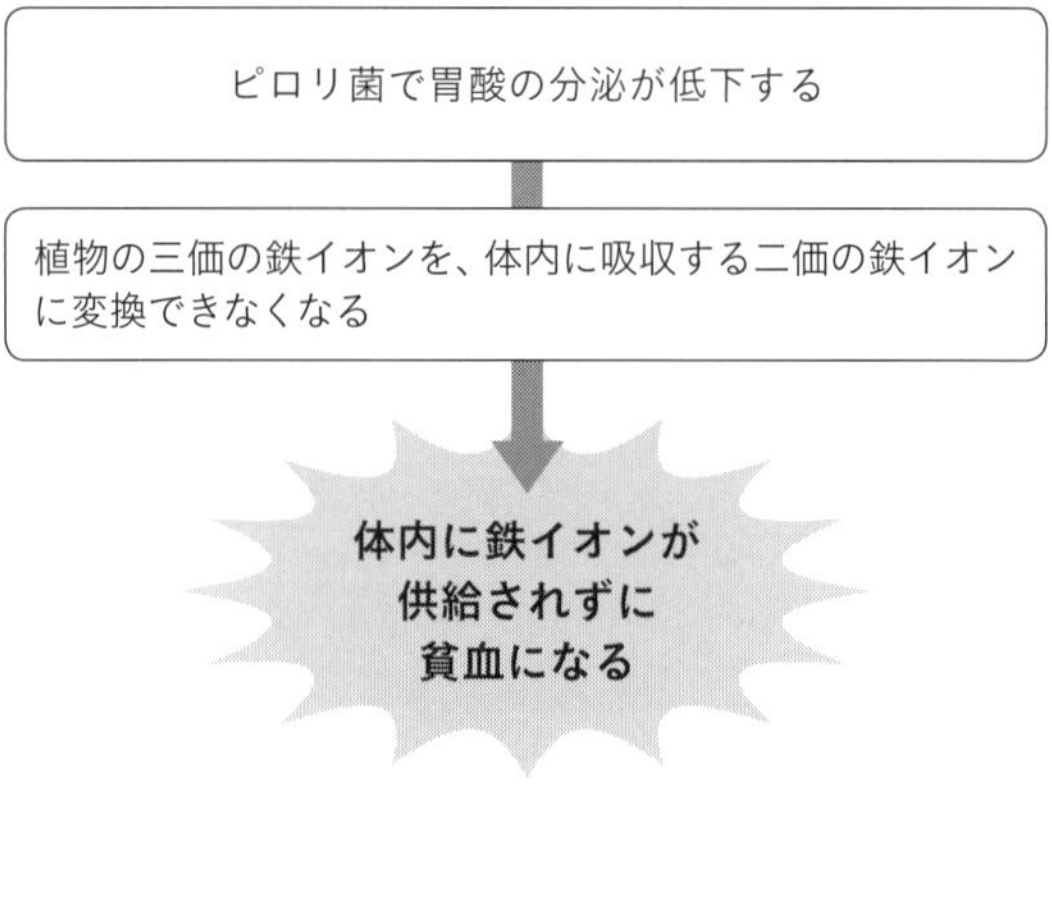
ピロリ菌で胃酸の分泌が低下する
植物の三価の鉄イオンを、体内に吸収する二価の鉄イオンに変換できなくなる
体内に鉄イオンが供給されずに貧血になる

胃の健康を取り戻す方法

では、胃酸の分泌量を増やすためにはどうすればよいのでしょうか。

まずは、ピロリ菌の除菌です。専門の医療機関で、一刻も早くピロリ菌を除菌することをおすすめします。

現在確認されているピロリ菌は4種類です。そのうち、胃がんを発症するキャグAタンパク菌体外毒素をつくるピロリ菌が半分を占めます。

胃の中は胃酸（塩酸）を含めた4種類の分泌液で満たされています。近年、胃液の成分の60％はビタミンCだということもわかってきました。

ピロリ菌の影響で胃が萎縮し、胃酸の分泌量が不足して、そのうえさらにビタミンCが不足すると、発がん性があるとされる亜硝酸塩を分解できないために、胃がんの発生率が高くなります。

ビタミンCは、還元作用の強い「エンジオール基」を持っています。このビタミンCが、細胞を傷める元凶の活性酸素を強力に分解するのです。つまり、ビタミンCの摂取が大切になるのですが、残念ながら、ビタミンCを安定的に体内に供給しようとしても、前述のように日本人で10グラム、白色人種では30グラムの摂取で下痢をします。ビタミンCの有効量を、消化管から導入することはなかなか難しいのです。

そこで開発されたのが、高濃度のビタミンC点滴です。現在、一部の医療機関で試みられていますが、もう少し安価で簡便な方法として、ビタミンCの酸化を防いで効果を促進するビタミンP（ルチン）を併用します。

なお、ピロリ菌を除菌しても、ピロリ菌がいた年月が長いほど胃は萎縮して、なかなか機能が回復しません。

胃の粘膜再生には、細胞の異形化を改善する栄養素のビタミンAが有効です。特に、スピルリナ（藍藻類）は、ビタミンAの前駆体のβ－カロチンが豊富で安価なサプリメントです。ビタミンAは小腸でグルタミンと免疫細胞を作る材料になります。また、眼の周囲でペプチドを切り離して、失明の原因になる一重項酸素を分解します。

ただ、胃粘膜の萎縮が進みすぎると、スピルリナの摂取でも胃もたれや嘔吐の反応が出るので、その時は動物性のレチノイン酸を使います。

ビタミンAは脂溶性のビタミンなので、脂肪の消化を助ける作用がある胆汁酸の分泌が低下したヒト、胆嚢を切除したヒトは、吸収力が低下しています。脂溶性のビタミン（A、D、E、K）の吸収が悪いヒトは、排便時におしりを拭くとヌルヌルするのでわかります。

こうした方は、ビタミンAを摂取しても、消化不良のような症状が出てしまいます。そのため、脂溶性のビタミンを吸収できるように、リン脂質（レシチン）の併用か、ビタミンAを乳化（エマルジョン化、ミセル化）したサプリメントを用います。

さらに、萎縮した胃の改善、胃酸の分泌量向上には、以下の対処法がおすすめです。

・食事やサプリメントを摂った直後に、胃酸にpHが近いクエン酸を摂取する
（そのままだと歯が溶けるので、カプセルに装塡して飲む）
・タンパク質を消化した状態のペプチドを摂取する
（ピロリ菌や加齢による萎縮胃は回復しにくいので、タンパク質を消化したペプチドやペプチドを分解したアミノ酸を補給するのが有効）
・自律訓練法で交感神経の過緊張を改善する

血液検査でわかるビタミンAの不足

・尿酸低値
・HDLコレステロール低値

図37　足の三里と行間のツボ

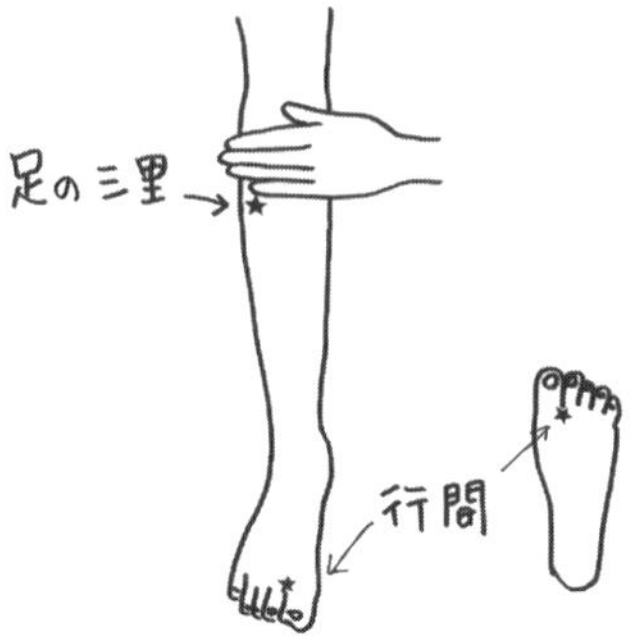

ツボ押しも効果的です。松尾芭蕉が、奥の細道出立に際して灸を据えた「足の三里」ならびに「行間《こうかん》のツボ」を指圧します。

足の三里は膝頭の外側にあるくぼみから、指幅4本分の下の位置です。行間は足の親指と人さし指の付け根です。どちらも圧痛を感じるポイントです。

胃酸の大切さを示してくれた一魁先生

石橋一魁《いっかい》先生は、鎌倉明月院に因んだあじさいの絵や、「やさしさ」をテーマにした仏画、七福神の縁起絵などを描く仏画家です。その作品は「運気が上がる絵」と評判です。

文筆家として活躍していた時期もあり、若い頃は医療専門誌の記者として、水俣病の取材に明け暮れたといいます。そのため、東洋医学をはじめ、あらゆる代替医療について造詣が深いのです。

しかし一方で、大酒飲みのヘビースモーカー。甘いものも大好きで、50歳の頃には、歯が一本もなくなっていました。そこから「なんとしてもダンディでエレガントな生き方を貫きたい」と健康に対する意識を改めた一魁先生は、酒とタバコをピタリと止めます。

しかし、60歳で患ったのは糖尿病。さらに75歳の時には、脊柱管狭窄症で腰が曲がってしまったのです。しかも77歳、喜寿の節目に受けた健康診断で「ピロリ菌」が見つかりました。でも「私はバイ菌と共生し、共に歩んでいるのだ」と言い張り、除菌をせずに放置をしてしまうのでした。

約1年後「食後の吐き気」を覚えた一魁先生は、胃カメラの検査を受けます。そこで「胃がん」が見つかりました。

すでにステージⅢA期で、手術をしても5年生存率は50%を切る状態です。お孫さんくらいの年の医師から「こんなになるまで放っちゃあ、ダメだよ」と叱られた一魁先生は、手術を受けることを決意し、術前に私の元を訪れたのでした。

一魁先生の「口」からわかった健康状態

一魁先生の外見はまさに「骨皮筋《はねかわすじ》右衛《え》門《もん》」。全身が枯れ木のように細くなっているのに、お腹ばかりが飛び出していました。

そして血液検査の結果から、以下のことがわかりました。

- 低血圧である
- 貧血である
- カルシウムが不足している
- 免疫力が大幅に低下している
- 悪玉コレステロール値が高く、動脈硬化が進んでいる
- 中性脂肪は低い
- 血糖値とヘモグロビンA1cはウルトラ級の高値である
- 脊柱管狭窄症による腰痛持ち

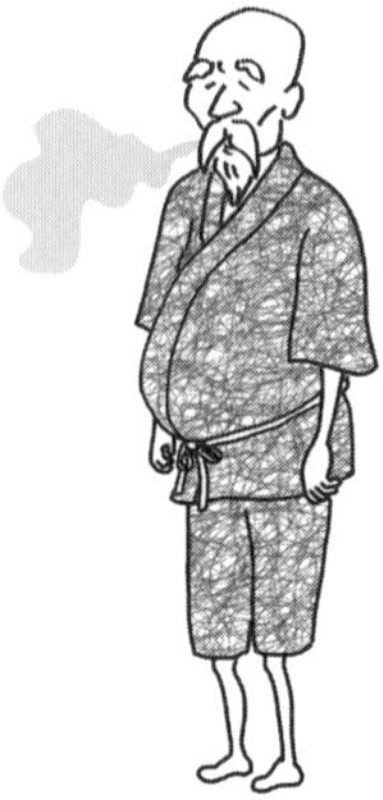

図38　一魁先生の外見は骨皮筋《ほねかわすじ》右衛《え》門《もん》（全身が細く枯れ木のようで、お腹ばかりが飛び出していた）

次に私は、口腔内科医として一魁先生の口の状態を診ました。所見は以下の通りです。

・「総入れ歯」なのに、口が臭い。この異臭は、消化管から立ちのぼる代謝臭（タンパク質が不足して飢餓状態になった際に、細胞が脂肪を燃やして放つアンモニア臭、未消化物が腸で腐敗して生じる悪臭）
・顎骨はサルコペニア・フレイルが進行して入れ歯の安定が難しい状態
・左右の口角からは「マリオネットライン」といわれる、「ホウレイ線」よりも目立つ縦ジワが地割れのように2本伸びている

ピロリ菌で胃が萎縮してタンパク質が消化できない悪循環

一魁先生の場合、タンパク質の不足が悪循環を起こし、老化が加速していると考えられました。そのタンパク質不足の背景にあるのは、放置し続けてしまった「ピロリ菌」の存在です。ピロリ菌で、胃が萎縮して胃酸が分泌しなくなります。

胃酸の分泌量が70以下で、ペプシノゲンⅠとペプシノゲンⅡの比率が３以下になると「萎縮胃」です。

ピロリ菌は歯周病菌と同じ時期、幼少時に感染します。一魁先生は、70年以上ピロリ菌を飼い続けていたのです。

ピロリ菌で胃が萎縮して、摂取したタンパク質を消化できなくなってしまった一魁先生は、タンパク質の不足による「空腹」を手っ取り早く満たすために、炭水化物（糖類）を過剰摂取し、糖尿病になる……という悪循環に陥っていたのでした。

さて、体重50キログラムの一魁先生は、毎日50グラムのタンパク質を消費しています。毎日50グラムのタンパク質を豚肉から摂取するためには、毎日５００グラムの豚肉を食べる必要がある、という計算になります。必要量のタンパク質を摂取することの難しさがおわかりいただけると思います。

ただでさえ摂取が難しいタンパク質の消化を「ピロリ菌」によって、さらに妨げられている……。一魁先生の消化管は、ザルで水を汲むように、タンパク質を捨てていたのです。

栄養指導の開始と一魁先生のその後の経過

「タンパク質の不足」を突き止めた私は、一魁先生に基礎体力を培うための栄養素を処方しました。

第一にタンパク質を補いますが、ピロリ菌に感染し、タンパク質を消化しづらい胃になっていることを考慮して、消化済みのタンパク質の「ペプチドとアミノ酸」を処方。特に、筋肉増加のためのＢＣＡＡ（分岐鎖アミノ酸）を至適量投与（メガ投与）しました。

また、栄養素が体の末端まで行き渡るように、貧血による循環不全を改善すべく、ビタミンＢ群とヘム鉄を処方。前述のように、栄養素を運ぶタンパク質の船を浮かべて、船を進めるために淀んでいた川を流すというイメージです。

腸管免疫と皮膚免疫の向上を図るためのグルタミン、タウリン、酪酸菌、イヌリン、ビオチン、ビタミンD_3を処方。さらに、細胞を傷める「活性酸素」を除去するために「抗酸化栄養素」のβ‐グルカン、エルゴチオネイン、フコイダンを処方しました。

胆汁の分泌量が低下しているので、脂溶性の抗酸化栄養素のＥＰＡやビタミンＥでは、体内に取り込めずに、ウンコと共にヌルヌルと出てしまいます。

これらの栄養素を処方した結果、胃がん手術の直前には、体重が4キログラム増加しました。腹筋や背筋といった背骨を支える筋肉が増えたことにより、脊柱管狭窄症の症状も軽減しました。

そして手術から2日後、一魁先生から届いたのは「今日から歩きます。回復順調ご安心あれ！」のメール。退院の翌日には「切除した組織を調べたところ、ステージIAでした。転移もありません」という電話が。

まさに医学・栄養学の進歩が、明暗を分けたといってもよいでしょう。現在は、ONS（Oral Nutrition Supplementation：経口的栄養補助）ですっかり健康を取り戻しています。

皆さんにはこうした「最終段階」を迎える前に、タンパク質不足の弊害について知っていただき、健康向上・維持に役立てていただきたいと考えています。

知られざるピロリ菌の脅威と特徴

一魁先生の「タンパク質の吸収不全」、そして胃がんにつながったピロリ菌。ここでその脅威と特徴についてお話しさせていただきます。

ピロリ菌は、昭和30年以前に生まれたヒトの、３人に１人程度が感染しています。理由として考えられるのは、この時代の衛生状態です。

ピロリ菌は、免疫力が確立されていない幼少時に感染するため、衛生状態のよくない井戸水や生野菜を摂取して育った世代で感染している確率が高いのです。感染すると、胃がなくなるまで（つまり寿命が尽きるまで）口と胃を往来します。

さらに消化器系のみならず、血管に入って循環器系を巡るのです。なおピロリ菌は、歯周病菌と同様に、成人してから感染することはほとんどないといわれています。

ピロリ菌の影響として、最も知られているのは胃潰瘍ですが、他にもさまざまな悪影響があります。そのひとつが、一魁先生の万病のもとにもなった「タンパク質の吸収不全」。

ピロリ菌がいると胃が萎縮してタンパク質が消化できなくなります。肉を食べて、十分な量のタンパク質を摂取したとしても、未消化のまま便と一緒に流れ出てしまいます。

タンパク質が吸収されないと、食べても食べてもお腹が空くため、手っ取り早く空腹を満たす炭水化物（糖類）ばかりを摂るようになり、さらなる不調を招く悪循環に陥ってしまうのです。万病を防ぐためには、タンパク質をしっかり摂取し、なおかつそのタンパク質をきちんと消化・吸収できる体をつくらなければなりません。

一魁先生が修めていた鎌倉明月院のお茶室「瑞石庵」は、夏目漱石が文化人を集めて「高等遊民」と称していたことで知られています。文豪が胃潰瘍で苦しんだ原因もピロリ菌と考えられます。その当時、ピロリ菌の存在と除菌の方法が解明されていれば、新聞連載の「明暗」は絶筆にならなかったことでしょう。

第4章

貧血は冷え性を招き、万病のもとになる

図 39　労働安全衛生法で義務づけられている検査項目

1：身長・体重	7：GOT
2：血圧	8：GPT
3：血糖値	9：γ-GTP
4：尿糖・尿タンパク	10：HDLコレステロール
5：赤血球数	11：LDLコレステロール
6：ヘモグロビン	12：中性脂肪

栄養貧血という捉え方

ヒトは構造的に貧血になるようにできているので、貧血という自覚がなくても、体調不良の多くは貧血が関わっています。

検診による貧血検査は「病気」レベルの貧血を探すものです。基準値の幅が広く、項目数が少ないので、心身のコンディションの不調までは確認できません。

一般的に「貧血で倒れる」原因の多くは低血糖による脳貧血で、赤血球が運ぶ酸素の不足の原因とは異なります。

血液は赤血球、白血球、血小板のような個体の成分と血漿という成分に分かれます。血漿は体に必要な栄養素を運びます。ですから、血漿の成分の不足も「貧血＝血液成分が貧しい」の一種です。

貧血の原因の筆頭の鉄、ビタミンB_{12}、葉酸不足の他、タンパク質やミネラル不足も血中の成分が貧しいという共通点では、「栄養貧血」といえるでしょう。

不調の原因の多くは鉄分不足の貧血とビタミンB群不足の貧血だ

腸粘膜は新陳代謝により、３日で剥離してウンコと共に排泄されます。小腸の上皮に蓄えられた鉄が、腸粘膜と共に排泄されてしまうことは前述の通り。また、汗からも排泄されます。

さらに、１日１ミリグラムの鉄分をウンコとして排泄します。有経女性は１日当たり２グラムの鉄分を消耗します。運動による汗では、１ミリグラムの鉄分を排泄します。

胃酸の分泌量が低下していると鉄分が吸収できないので、さらに貧血が高じます。根本原因は、胃酸の分泌低下で、元来、食物から得やすいはずの植物性の三価の鉄が吸収できないために生じます。

鉄は胃酸で二価に書き換えられて、はじめて人体に吸収される「ヘム鉄」になるのです。そこで、最初から二価のレバーなどに含まれる鉄分を摂れるとよいのですが、毎日の食事だけでは不足しやすいのが現実です。

貧血はその原因によって、大きく2つに分けられます。鉄が足りない貧血と、ビタミンB_{12}、葉酸（ビタミンB_9）が足りない貧血です。

どちらも赤血球をつくるために欠かせない材料です。鉄の不足で赤血球の直径が小さくなってしまう貧血を「小球性貧血」、ビタミンB_{12}と葉酸の不足で赤血球が大きくなってしまう貧血を「大球性貧血」といいます。

現代は飽食の時代なのに、貧血のヒトが非常に多いのです。貧血の原因は、次のようなものです。

・女性では生理の他に、腸粘膜に蓄えられた鉄は、ウンコや汗と一緒に毎日排泄されるので、食事ではまかない切れない

・交感神経の過緊張で胃酸が少なく、植物鉄を吸収できない（昔は人糞の肥料で、二価の動物鉄を植物から得ることができました）

貧血がさまざまな不調を呼ぶ

現代人は胃酸の分泌が不足しているヒトが多く、三価の植物鉄は、体内に取り込まれる二価の鉄に変換できないまま排出されてしまいます。そのため、レバーに含まれる二価のヘム鉄や、イースト菌の発酵で得るイースト鉄を摂取する必要があります。イースト鉄は、細胞間のタイトジャンクション（緊密な組織の結合）をすり抜けることができるので吸収されやすいのです。

貧血が起きると、それが引き金になってさまざまな不調が起きてきます。

たとえば「肩こり」の原因の多くはビタミンB群不足の貧血です。ビタミンB_{12}と葉酸が不足し、赤血球が２つに分裂できずに大きいまま血中に出てきます。これが「大球性貧血」です。赤血球が大きすぎて細い毛細血管の末端まで酸素を運べないので、末端冷え性（末端の循環不全）になるのです。

ビタミンB_3（ナイアシン）の不足による筋肉の疲労は、乳酸が分解できずに筋肉が硬直して肩がこります。

また栄養素の供給も途絶えて「ゴースト血管」のように毛細血管が萎縮し、末端の組織から弱体化します。末端は毛細血管が豊富な組織です。歯肉も末端なので、循環不全で歯周病が進行します。子宮も末端なので不妊の一因になります。

頸部は鬱血しやすく、突発性難聴やめまい、耳鳴りの原因にもなります。四肢がいつも冷たく、冬場の就寝で靴下や電気毛布が手放せなくなります。すると、ヒトパピローマウイルスに感染してイボや魚の目ができます。爪が巻き爪になったり、割れたりします。

昔、医師の叔父が「ヒトはおちんちんの先から腐っていくんだよ」と話していました。古来より老化は「ハ・メ・マラ」からやってくると言い伝えられています。「歯・眼・下半身」です。共通しているのは末端で循環不全になりやすい組織ということです。老いは末端からやってくるのです。

背筋がゾクゾクしたり、咽頭炎から風邪を引くタイプのヒトはビタミンB群不足の貧血です。対策は、1から12までの8種類のビタミンB群を、尿がレモン色になるくらい摂取します。

さらに、喉がおかしくなって風邪を引きそうになったら、細菌やウイルスが粘膜に入り込む20分以内にオーレユーロペン(オリーブのエキス)で予防します。あえて抗

図40　8種類のビタミンB群が含まれている食材

ビタミンB群	含まれる食材
B_1チアミン	胚芽、豚肉、豆類
B_2リボフラビン	卵、牛乳、チーズ（赤血球形成、抗体産生）
B_3ナイアシン	魚、豆類（欠乏でペラグラ）
B_5パントテン酸	卵、納豆（食材に広く存在）
B_6ピリドキシン	ニンニク、唐辛子（赤血球をつくる、ナトリウム・カリウムのバランスをとる、セロトニンをつくる）
B_7ビオチン（ビタミンH）	卵黄、豆類、レバー
B_9葉酸	緑黄色野菜（造血）
B_{12}シアノコバラミン	海藻、貝

炎症剤や殺菌剤に頼らない予防法です。

ここで、8種類のビタミンB群についてまとめます。発見された順番に番号がついています。


赤血球をつくる役目に関わるビタミンは、ビタミンB_{12}、葉酸ですが、他のB群が連携して働くため、すべてのB群がバランスよく足りていることが大切です。葉酸は、野菜に含まれますが、実際には野菜からの必要量の摂取は難しいため、サプリメントによる補給が必要な栄養素です。

片頭痛は、鉄分不足の貧血の症状です。

動物性のヘム鉄の摂取で改善されます。

脳の血流量を正常にするために、イチョ

ウ葉のギンコライドという成分と共に摂取して脳に酸素が供給されるように工夫をします。

さて、貧血はしばしば低タンパク血症を伴います。低タンパク血症になると水分が間質に出てしまうため、浮腫になるのが特徴です。心臓にも影響がおよびます。

疲労が溜まった時、組織が緩い目の下がぷくっと腫れたようになるのを経験するでしょう。血管の中の水分は減少して血液濃縮（ドロドロ血液）が起こったのです。

タンパク質（アミノ酸）不足で「代謝水」の生成が不足するので、さらにドロドロ血液になります。その結果、血液検査では「貧血ではない、血液が濃い、タンパク質も足りている」という評価になってしまいます。

血液検査でわかるビタミンB群の不足

- WBC、RBC、MCV、MCH、好中球、RET
- GPT、LDH、γ-GTP
- アミラーゼ
- リポ蛋白
- ペプシノゲンⅠ、ペプシノゲンⅡ

貧血の改善にはタンパク質が必要

一般的な検診で赤血球の値と酸素を運ぶヘモグロビンの値が正常でも貧血のヒトが多く見受けられます。むしろ、血液が濃いと判定される場合も少なくありません。貧血と判定されない理由は、検査の項目数が少ないのと、血液濃縮（ドロドロ血液）が起きているためです。

血液検査で「隠れ貧血」を探すには「網状赤血球」という血液の赤ちゃんや「総ビリルビン」という赤血球のおじいちゃん、腎臓で「エリスロポイエチン」という赤血球をつくる指令を出すホルモン、「フェリチン」という貯蔵鉄、赤血球の色素の濃度（MCHC）を調べて総合的に判断します。なお、フェリチンは脂肪肝でも高くなるので、肝機能との見分けが必要です。

赤血球の酸素を運ぶ色素の「ヘモグロビン」は、鉄とタンパク質がくっついています。

ですから、貧血の改善にはタンパク質不足を補う必要があります。

血液検査でわかる隠れ貧血

・RET
・ChE
・総ビリルビン
・フェリチン
※タンパク質の低下も貧血を招く、血液濃縮（ドロドロ血液）で貧血は判別しにくくなる

図41　鉄とミネラルが吸収される3つの経過

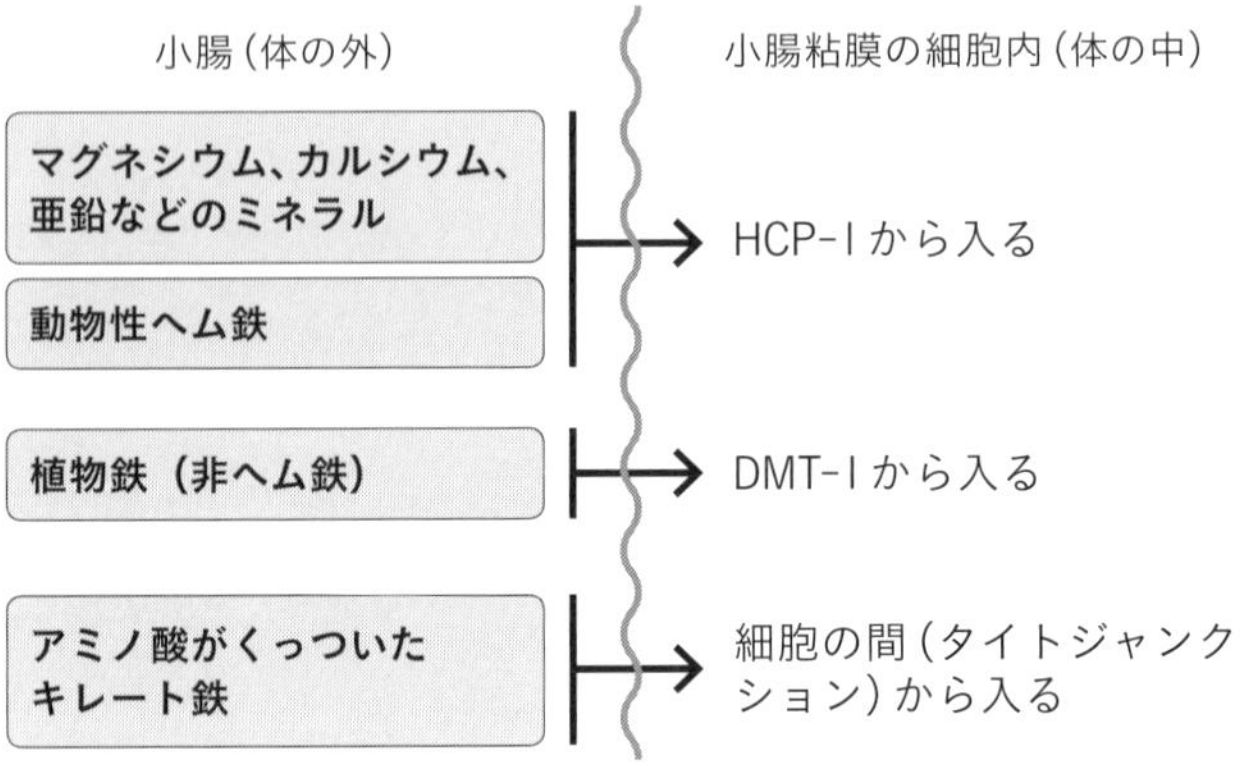

3種類の鉄が吸収される仕組み

鉄には植物性の三価の鉄、タンパク質で囲まれた動物性の二価のヘム鉄、酵母菌がタンパク質をくっつけるキレート鉄があります。

このうち、植物性の鉄は胃酸の分泌が不足していると吸収されません。鉄の種類によって吸収の経路が異なり、特に植物鉄は吸収されにくい特徴があります。

また植物鉄は、緑茶のタンニンや玄米のフィチン酸で吸収阻害を受けます。貧血を改善するためには、鉄分とそれがくっつくタンパク質が必要です。タンパク質が不足すると、鉄は生体内で機能できないのです。

ミネラル同士は吸収阻害を生じる

胃粘膜に刺激がなく、吸収されやすい二価の鉄イオンはヘム鉄といい、腸管粘膜のＨＣＰ－１という吸収経路から吸収されます。吸収効率はよいのですが、カルシウムなど他の二価のミネラルと入り口が一緒なので「吸収拮抗」します。

摂取する要領として、鉄は他のミネラル類（亜鉛、カルシウム、マグネシウム、その他の微量ミネラル）と時間をずらして摂ります。

吸収拮抗は「牛乳貧血」の予防のためにも重要です。牛乳が好きな子は、身長が伸びますが、貧血になることが多く、青白くひょろひょろして貧弱です。牛乳に含まれる二価のミネラルは、吸収経路が同じなので、二価のカルシウムとヘム鉄が拮抗して鉄の吸収阻害が起きるのが原因です。

日本には「おやつの時間」がありますが、食物の摂取時間にタイムラグを設けて栄養素の吸収拮抗、阻害を回避するための知恵でもあるのです。

図 42　鉄が失われる順番と貧血の判断

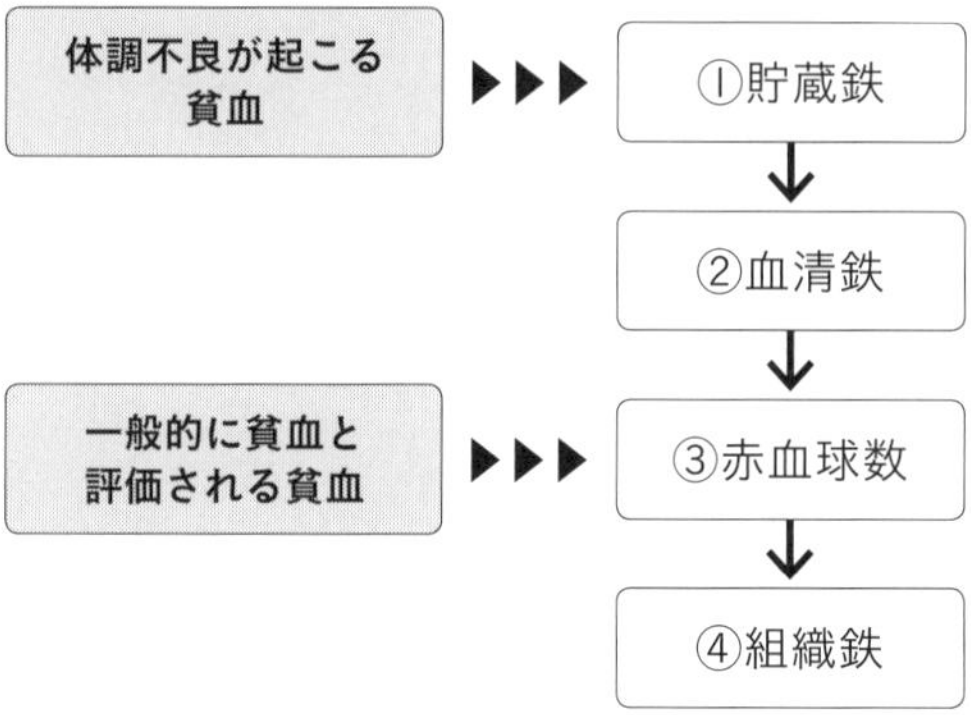

貯蔵鉄が減ったら貧血だ

腸管粘膜から吸収された鉄の一部は、三価の貯蔵鉄（フェリチン）として腸粘膜、肝臓、脾臓、腎臓に蓄えられます。「フェリチン定量」は「隠れ貧血」を探すために重要な検査です。

鉄の欠乏は、①貯蔵鉄→②血清鉄→③赤血球数→④組織鉄の順番に失われます。通常③の赤血球数の減少から貧血と判断されますが、体調不良は①の貯蔵鉄の減少からはじまるので、フェリチン（貯蔵鉄）を確認して、値が100前後かどうかを見極めます。

フェリチンは脂肪肝の確認にもなります。

図43　味覚異常症

- **味覚減退**：味が薄く感じる
- **味覚消失**：味がまったくわからない
- **解離性味覚障害**：甘味、辛味、酸味、苦味、旨味の５味の中の特定の味がわからない
- **自発性異常味覚**：何も食べていないのに口が苦い
- **異味症**：本来の味と違う味がする
- **悪味症**：食物が大変まずく感じる

他の検査項目で貧血が確認されているのにフェリチンが高い場合、脂肪肝を疑って肝機能の検査値と対照します。フェリチンが低いのに、他の項目で貧血が確認されなければ、血液ドロドロのために赤血球が凝集している可能性があります。

亜鉛貧血

貧血がなかなか改善されない時は、亜鉛を併用すると改善されます。亜鉛が不足すると体は鉄不足の指令を出すのです。亜鉛は飲酒でも失われやすいミネラルです。血液検査では亜鉛が不足するとＡＬＰの検査値が低値になります。

ALPが100以下になると、味覚異常になります。舌の表面には味覚を感知する味蕾があり、盛んに細胞分裂をしていますが、亜鉛が不足すると細胞の新生が遅くなるために味覚異常を発症するのです。

味覚異常は図43に示す症状として確認されます。

血液検査でわかる亜鉛不足

・貧血でわかる血算
（貧血は亜鉛貧血を伴う）
・アルブミン
・ALP
・25ビタミンD_3

貧血で歯科インプラントや矯正の成功率が下がる

歯の欠損を補う「インプラント治療」は、イオン化しにくく生体親和性がよいチタンを顎の骨と癒着させることで、噛み合わせや審美観を回復する方法です。

すでにお話ししたように、歯の周りの組織は毛細血管が豊富な末端なので、貧血による循環不全で酸欠や栄養不良に陥ります。酸素やミネラルの供給が不足すると、骨ができず、チタンが顎の骨と癒着しないという不測の事態が起きます。

これまでは口中のバイ菌による感染症で、2%程度インプラントと骨が癒合しない場合があると考えられてきました。

チタンアレルギーも稀に影響しますが、貧血による循環不全や栄養素の欠損が、インプラント失敗の原因になっているケースも多いと考えられます。

矯正治療は歯を移動させて歯並びを整えます。貧血のヒトは骨の回復が悪いので、骨が減って知覚過敏が生じたり、歯と歯の間の隙間が広くなって食べ物が挟まりやすくなったりします。

歯の中には神経と血管が通っていますが、歯を動かす力で酸欠になって、歯の神経が壊死し、歯が茶色くなることがあります。

矯正後の後戻り防止のためにも、しっかりした緻密な骨をつくるために貧血対策は大切です。また、貧血では歯肉が痩せるので、入れ歯は短期間で適合が悪くなります。

貧血で入れ歯が不適合になる「オーラルサルコペニア・フレイル」

顎の骨が痩せて、義歯の適合が悪くなって安定剤が必要になる、という話をテレビのコマーシャルなどで目にすることがあります。歯肉が痩せて義歯が緩む場合と、その下の骨が痩せて緩む場合があります。また、使われていない組織は退化します。

最近は「オーラルフレイル」という言葉を耳にします。オーラルフレイルは加齢による口腔機能不全を指しますが、廃用萎縮も含めた「オーラルサルコペニア・フレイル」と総称しています。

義歯を装着しないで放置すると、「廃用萎縮」が生じて顎の骨がどんどん痩せていきます。そのうち左右の顔貌も非対称になるくらい痩せてしまいます。

廃用萎縮の進行を防ぐためには、歯肉の末端まで酸素や栄養素を行き渡らせることが大切です。

ダイエットで心臓が傷む

無理なダイエットや長期の貧血によって深刻な健康被害を生むケースもあります。

左心室は血液を全身に送り出すために、心臓の中で最も容量が大きく、厚い心筋に覆われた部屋です。カロリー計算だけを頼りにダイエットをして、タンパク質までカットすると、そこに必要なエネルギーが供給できなくなります。

貧血による循環不全があると、体の末端まで酸素を送ろうと心臓に負荷がかかりま

図 44　ミトコンドリアとクリステ

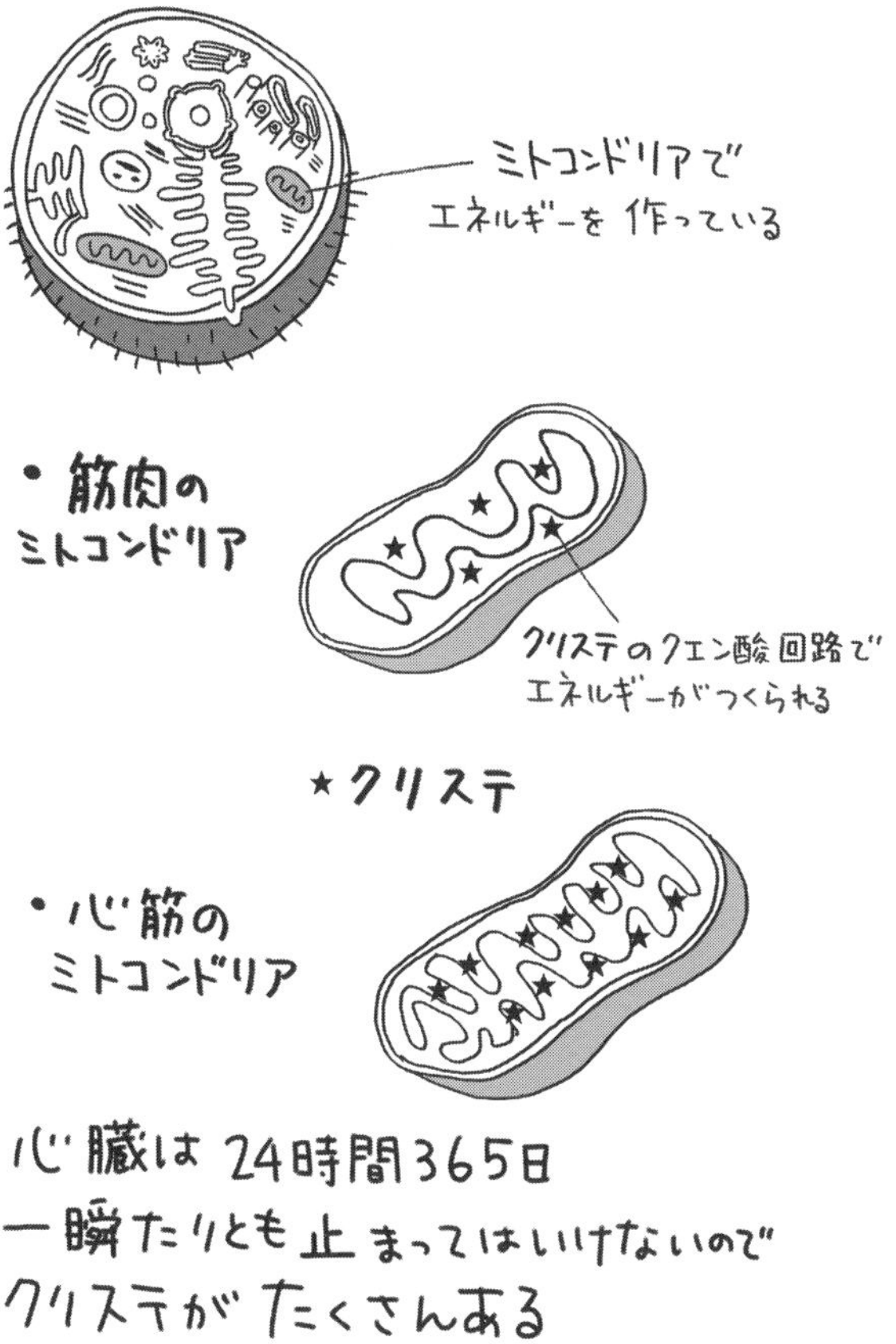
ミトコンドリアで
エネルギーを 作っている
・筋肉の
ミトコンドリア
クリステのクエン酸回路で
エネルギーがつくられる
★クリステ
・心筋の
ミトコンドリア
心臓は 24時間365日
一瞬たりとも止まってはいけないので
クリステが たくさんある

す。エネルギーをつくるミトコンドリアという細胞には、クリステというヒダがあって、ここでエネルギーをつくっています。

24時間365日動き続ける心臓のミトコンドリアは、筋肉のミトコンドリアよりもたくさんのクリステがあります。それだけ心臓は働き続けないといけません。

誤ったダイエットや貧血で心臓が過重労働になると左心室が肥大します。心筋の組織は再生に120年かかります。赤血球の入れ替わりサイクルの360倍！　ヒトの寿命では追いつきません。

前述のように、壊してしまうと再生が利きません。心筋梗塞で壊死した組織が復活しないのはそのためです（腱も120年かかります。運動で断裂すると回復しないので、手術が必要になります）。

ですから、心臓はいたわってあげないといけません。心臓のエネルギー生産力の向上には、コエンザイムQ10、L－カルニチン、α－リポ酸を補います。カロリー計算に頼るダイエットは止めて、タンパク質や鉄、ビタミンB群を充分に補給して、体に

血液検査でわかる心臓の疲労

・貧血の検査
・タンパク質に関わる検査
・HDLコレステロールの低値
・CRP
・CK
※低血圧、高血圧を招くことがある

負担をかけないように注意しましょう。

乳がんの基礎疾患に貧血がある

がんの原因として家系的遺伝性、過労、心因性ストレス、酸化ストレス、睡眠不足、喫煙等の生活習慣が考えられます。

細胞レベル、遺伝子レベルで疾病の原因を探る病理学でみると、細胞や遺伝子の損傷が原因になります。近年、再発の一因としてＤＮＡのメチル化も話題になりました。

細胞や遺伝子が傷つく原因として、化学物質をはじめとする発がん物質、子宮頸がんや肝臓がんの原因となるウイルス、胃がんを惹起するピロリ菌があります。活性酸素によるダメージは、それぞれの根底に関わっているリスクファクターです。

がんと栄養素の関わりとして、貧血があります。貧血→副腎疲労症候群→甲状腺の機能低下→活性酸素の増加→細胞の損傷→がんを発症のような経緯を辿るため、貧血対策が重視されます。

このように貧血が引き金となった活性酸素による細胞のダメージが、がん発生のメカニズムに関与しているので、活性酸素を除去するための「抗酸化アプローチ」が有意義となります。

がんでは、糖代謝異常、脂質代謝異常、タンパク質代謝異常など、さまざまな代謝異常が起きます。そして、ヘモグロビンの低下、血清フェリチンの上昇（鉄分布の異常）がみられる場合があります。

本来、ヘモグロビン鉄とフェリチン鉄の比率は2対1です。がんの発症で、このヘモグロビンの分解と合成のバランスが崩れます。

貧血を治さないと、がんが再発するリスクを抱えることになるのです。

霊性体質は貧血の症状だ

貧血が意外な影響をもたらす例をお話ししましょう。霊障が貧血の症状だという新知見です。

タヌキに化かされたとか、カッパを見たとか、昔話に出てくるような霊障は古来より話題に事欠きません。

貧血を解析する10項目の血液検査で詳細に確認したところ、予知能力者のような高次元を説くヒトに共通して、高度の貧血が確認されました。「霊性体質」は「高度貧血」の症状なのです。

不定愁訴の基礎疾患も貧血です。厳しい修行や断食は、貧血状態にすることで体と幽体を乖離《かいり》する作業なのです。

「氣」についてもお話ししましょう。ヒトは代謝でATPをつくってエネルギーにしています。ATPは熱を持たないエネルギーです。

脂肪が燃えると熱エネルギーになるので、ヒトが活動するエネルギーは燃やしてつくっていると思われがちです。しかしそれは、生命活動の中心を担うATPが、副産物として体温保持に関わる熱エネルギーをつくっているものです。

ATP自体は熱を持たないため、手かざし（手当）で痛みが癒えるようなエネルギーはATPに依るところが大きいのです。いわば生命現象なので、「特殊能力」とは関係がありません。

玄米菜食でうつ病になる

「体によい」が一般的な玄米食ですが、そうとばかりもいえません。

玄米のフィチン酸でミネラルが過剰に排泄されると、ミネラル不足になります。鉄もミネラルなので極端に不足します。貧血になり体が冷えます。交感神経の過緊張が引き起こされます。

脳内物質のセロトニンは、ビタミンB_6、マグネシウム（ミネラル）、トリプトファン（アミノ酸）でつくられます。いよいよセロトニンの生成も不足すると、うつ傾向になります。

特に有経女性では、生理で鉄を失い、排便で鉄を失い、交感神経の過緊張で胃酸の分泌が減って植物鉄を吸収できなくなるというトリプルパンチで極端な貧血になるのです。

また、貧血が高じると、ものを飲み込む時に詰まっているような違和感を感じるようになります。「咽喉頭異常感症」といわれる症状で、別名「ヒステリー球」と称されます。

器質的な異常は見当たりませんが、錠剤やカプセル状の薬やサプリメントを飲み込むのが苦手という嚥下障害を生じます。

貧血を引き金として、交感神経過緊張を招いて症状が出るのです。

氷食症といって、やたらと氷が食べたくなる反応が出るヒトもいます。咽喉頭異常症も、長期に渡ると喉の粘膜が弱くなります。咽頭部に器質的な変化が生じて食べ物が飲み込みにくくなります。

このように、まったく関連性がないような症状を引き起こすのが貧血です。

腎臓機能が低下すると貧血になる

赤血球をつくる指令を出すのは、エリスロポイエチンというホルモンで、腎臓でつくられます。エリスロポイエチンが低下すると、赤血球を生産する能力が低下して貧血になります。

このため、貧血の検査や改善にあたっては、腎機能の確認が大切です。

また、第2章でさまざまな弊害をお伝えしたタンパク質不足は貧血を招きます。鉄剤を摂っていても貧血が改善されないヒトの多くはタンパク質不足です。

タンパク質が関わる貧血は次のような機序で発症します。

・鉄はタンパク質とくっついて酸素を運ぶため、タンパク質が不足すると、腎臓で生成されるエリスロポイエチン（赤血球をつくるホルモン）が低下する
・甲状腺の機能が亢進しているとタンパク質を多量に使うため、鉄がくっつくタンパク質が不足する

血球の産生にはビタミンAも大切だ

白血球も赤血球も最初は同じ細胞からつくられます。その後、多くの細胞分裂の過程を経て分化して生まれます。

白血球や赤血球に限らず、その他の体細胞が異形化しないように産生し、正常な状態を維持するために必要な栄養素はビタミンAです。

ビタミンAは、小腸でグルタミンと、ＩｇＡという免疫物質をつくる材料になることがわかっています。

ＩｇＡはリンパ管を巡って、体を一巡しながら免疫を整えて、再び故郷の腸に戻ってきます。「ホーミング」といわれる免疫機能です。

足湯で冷え性・循環不全を克服する

この章のまとめとして、さまざまな不調の改善に有効な「足湯」をお伝えします。

通常の足湯では交感神経の刺激がないので、自律神経を整えることはできません。不調の改善が目的であれば、この手法をお試しください。

注意点として、通常の足湯では暖かい血液が脳に流入してアドレナリンが分泌され、血管が収縮して体温が低下し、「湯冷め」を招きます。

自律神経を整えて、冷え性を改善する足湯の手順は次の通りです。

図 45　冷え性・循環不全の改善には熱い足湯

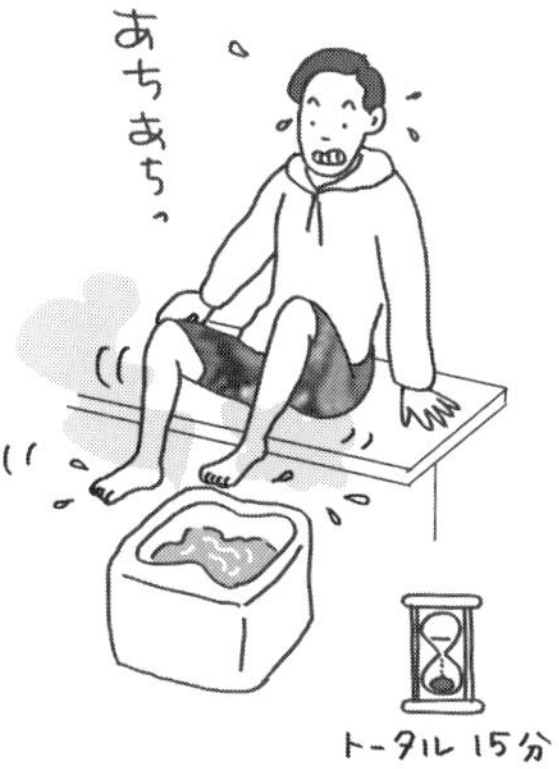

①足が入る直径の容器を用意し、60℃のお湯を、足のくるぶしが浸かる程度入れる
②大さじ山盛り程度の塩を溶かす
③足をゆっくりつけるが、最初は熱いので、すぐに足を上げる
④入れては出しを繰り返す
⑤48℃まで下がるとリラックスして浸けていられるようになる
⑥38℃になったら止める（体温以下にならないようにする）

全行程で15分程度です。鉄とビタミンB群を補い、そこに足湯を加味することで、効果が促進し、その他の栄養素も体の末端に行き渡りやすくなります。

たとえば、頚部のイボ（疣贅《ゆうぜい》）は、冷え性による循環不全で免疫力が低下したところに、ヒトパピローマウイルスが感染し、キノコのように広がる症状です。

イボ取りには、ハトムギを発酵して得た「ヨクイニン」が有効です。通常、数週間から数カ月で消えますが、薬効が行き渡らずに効果が得られない場合、「足湯」を併用すると、効果が向上します。

母乳は赤ちゃんの脳を優秀に育てるサプリメントになる！

ヒトの脳細胞は４歳までに爆発的に発育します。

脳の細胞を育む栄養素はビタミンB群です。

成人ではビタミンB群の代謝物でレモン色になるのを体に足りている目安とします。

初乳が黄色いのは、赤ちゃんの脳を育てるビタミンB群が豊富に含まれているためです。ですから、母乳は赤ちゃんに栄養素を供給するためのサプリメントになります。

第5章

交感神経過緊張による酸化ストレスを防ごう

交感神経の過緊張で活性酸素が多産される

最近、がん細胞に交感神経が伸びているというニュースが話題になりました。それに伴い、交感神経を操作するゲノムを解析して遺伝子治療をするという先端医療が示されました。

いまから30年前、「我が強いとがんになる」という風潮があったので、自律訓練法やヨガがブームになりました。今回の発見はこれを裏付ける成果だと感じています。

そこで、この章では、自律神経（交感神経と副交感神経）のバランスと栄養素による対策について説明します。

性格や性癖は、「三つ子の魂」といわれる部分です。根源に家系的、体質的な素因があるのでコントロールが難しい「動的平衡」の遺伝子が関わる25％に属する因子です。

我が強いとがんになる理由は？

交感神経の過緊張ががんを誘発するのは、活性酸素を多産して細胞や遺伝子を傷つけることが一因です。血液検査を解析すると、日本人には好中球（桿状核球＋分葉核球）が高値の「堪え忍ぶ性格」のヒトが多い傾向があります。

自律神経の交感神経過緊張ではアドレナリンが、副交感神経過緊張ではアセチルコリンが過剰に分泌されます。

好中球は、感染を防いで体内環境を守るという役目を終える時に、二次顆粒の「活性酸素」を多産します。活性酸素は細胞を傷つけて動脈硬化を引き起こし、循環器系のダメージは虚血性疾患の引き金になります。ＤＮＡを傷つけて、がん化のリスクになるのです。

リスクを下げるためには、自律訓練法、瞑想法、呼吸法やヨガのような精神修行、右脳のコントロールで脳波を下げたり、自律神経を整えたりする方法があります。

栄養素ではどのように対処したらよいのでしょうか？

活性酸素が細胞を傷めるのを防ぎながら分子生理学に立ち返って「細胞を整え、強くする」ことを考えます。

活性酸素の除去に有効なのは、図46の細胞膜の成分の脂肪酸（ＥＰＡ、ＤＨＡ、ω

図 46　活性酸素の除去に有効なのは、EPA、DHA、
ω3−αリノレン酸、ビタミン E

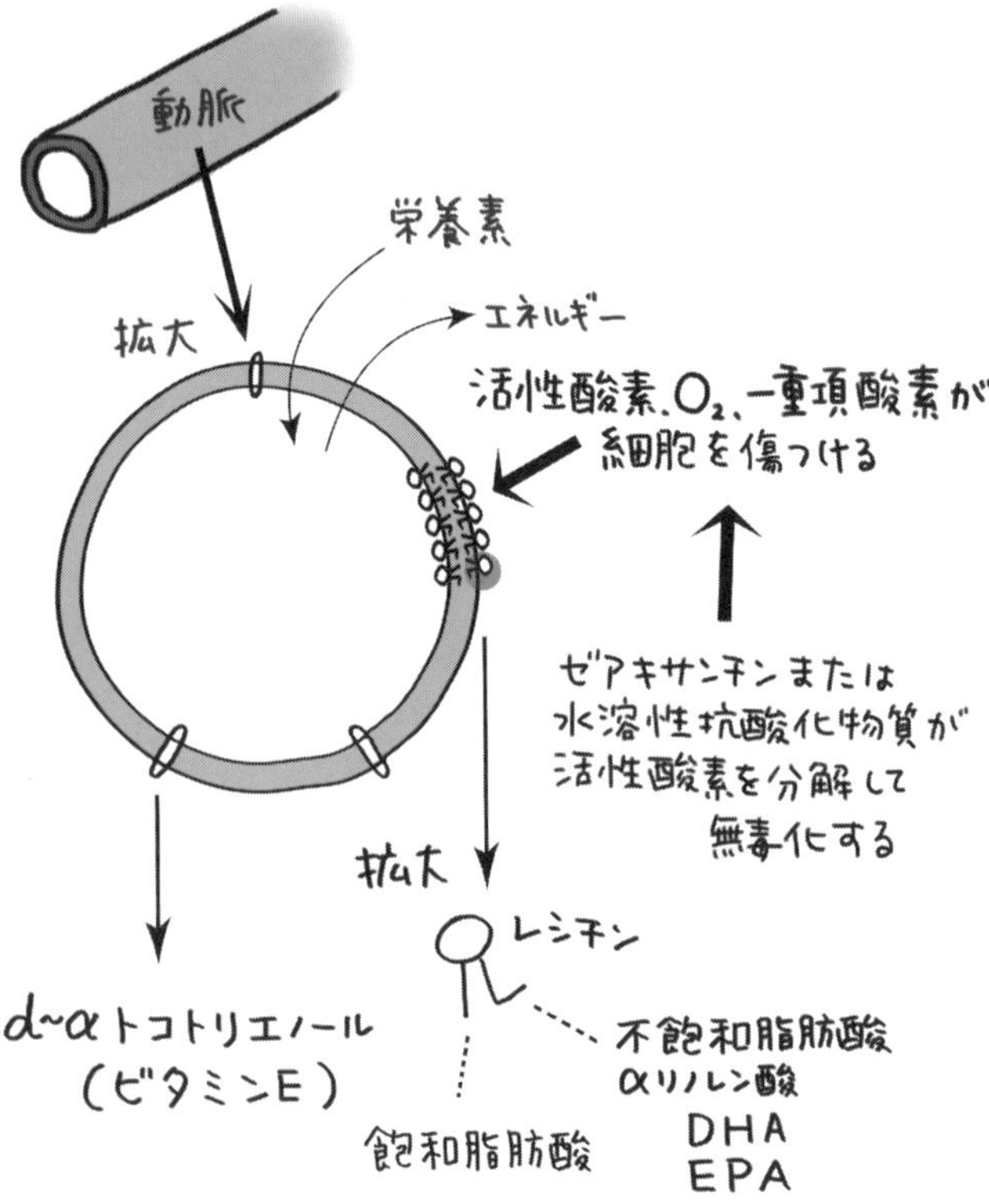

3－αリノレン酸の亜麻仁油)、細胞を守るビタミンE（d－αトコトリエノール）、活性酸素を分解するゼアキサンチン（ルテイン）です。

しかし、ここでひとつ問題があります。効果が期待できるヒトと効果が期待できないヒトに分かれることです。脂質を小腸から吸収できるヒトと、排泄されて体に取り込めないヒトの差が明暗を分けるのです。

血液検査で「胆汁がうっ滞」しているヒトが散見されます。胆嚢を摘出したヒトも胆汁の効果が発揮できません。このようなヒトの場合、脂質は消化管を通過して便として排泄されてしまいます。

脂質が水に溶けるように（エマルジョン化・ミセル化）するために、レシチン（リン脂質）を加える等の工夫をしますが、吸収されずにウンコと共に排泄されてしまう量が多いのです。

そこで、もうひとつの抗酸化アプローチとして、エルゴチオネイン、β－グルカン、フコイダンのような「水溶性の抗

血液検査でわかる胆汁うっ滞

・γ-GTP
・ALP
・直接ビリルビン
※胆嚢を摘出したヒト、胆石のあるヒトでは胆汁が薄く、酵素の力が弱い

酸化物質」を補う方法があります。栄養素としては、心身を構築する「五大栄養素」以外の、「機能性栄養素」になります。

血液検査では検出されにくい栄養素なので「酸化ストレス」が検出された場合に、抗酸化アプローチとして補助的に用いる栄養素です。

喫煙でがんになる理由

交感神経との関わりでみると、喫煙とがんの関わりがわかります。交感神経が過緊張になるストレスがあるために、ニコチンに頼る傾向があるのです。そもそも交感神経過緊張があるので、喫煙の有無に関わらずがんになりやすいわけです。

タバコの紙のフィルターや糊の成分に、発がん性があるという説もあります。

血液検査では、喫煙で白血球（特に好中球）の数が高くなるヒトがいます。タバコの煙が肺に入ってくると、バイ菌が侵入してきたと体が察知して、好中球を肺に動員します。好中球がタバコの煙をやっつけようと爆発して活性酸素を放出します。細胞やＤＮＡが痛んでがん化しやすくなる、という仕組みです。

ですから、喫煙でも白血球の値が上がらない量の使用や、葉巻、パイプなら、気分転換の嗜好品として害が少なくなります。

ただし、周りのヒトが副流煙を吸い込むリスクがあります。タバコの煙をアレルゲンとして反応しやすい花粉症を持っているヒト、その他のアレルギーを生じやすいヒトがいれば、迷惑をかけることになるので注意が必要でしょう。

その昔、ネイティブ・アメリカンが邪気をタバコの煙と共に吐かせて、陣地に入れる習慣からはじまったタバコも、現在では人々から避けられる時代になったのです。

体質は２つのタイプに分かれる

ヒトは自律神経のバランスによる代謝のタイプによって、２種類の体質に分かれます。

「炭水化物型体質」と「タンパク質型体質」です。

それぞれ次のような特徴があります。

○炭水化物型体質＝交感神経優位型

交感神経過緊張のヒトはアドレナリンの分泌量が多く、炭水化物をゆっくり燃やす「炭水化物型の体質」です。長期間に渡って動物性タンパク質を控えているベジタリアン、ビーガン、玄米菜食主義のヒト、交感神経過緊張のヒトでは「タンパク質不耐性」になります。

「グルテン不耐性」が知られていますが「タンパク質不耐性」のヒトの場合、高濃度のタンパク質摂取で、うつ傾向や便秘になります。このようなヒトは、パウダー状のタンパク質（プロテイン）も、砂のようにウンコと共に排泄されてしまいます。

血液検査や嗜好性として次のような状態が確認されます。

・好中球は高値
・リンパ球は低値
・胃酸の分泌が少ない
・不飽和脂肪酸（青魚、亜麻仁油）が苦手
・甘み・酸味を好みコーヒーが好き
・朝食は食べない

・大量にジュースを飲む
・空腹時血糖は高めか、スパイク現象で低い
・炭水化物が糖に変わるので、悪玉コレステロール値が高い
・中性脂肪が低い
・副腎疲労を生じやすく、次に甲状腺機能低下を招く⇓がんのリスクが高くなる
・植物性のタンパク質とペプチドは腹部膨満感を招く
・超交感神経型の場合、サプリメント（凝縮された栄養素）が合わない

○タンパク質型体質＝副交感神経優位型

タンパク質型の体質のヒトは、副交感神経が優位です。

・リンパ球は高値
・コーヒー、酸味を好まない
・不飽和脂肪酸（青魚、亜麻仁油）を好む
・朝食はしっかり摂る
・胃の消化が終わる2～3時間で空腹となり、塩分が欲しくなる

・空腹時血糖値が低い
・多食する肉に脂質が多く含まれているため、総コレステロールは高くなる

痛風のリスク

50歳以上のヒトは、運動にあたって注意が必要です。それは、過度の筋肉運動で乳酸がつくられるからです。ビタミンB_3（ナイアシン）が不足した状態で運動すると、乳酸が分解できずに溜まります。乳酸と尿酸は同じところから排泄されるため、乳酸が尿酸の排泄を妨げます。溜まった尿酸は、痛風を惹起する原因になります。

本来、尿酸は細胞を傷つける活性酸素を分解するために、人類が進化の中でつくってきた成分です。恐竜は尿酸を生成できなかったのでアンモニアが増え、それが自分を冒す毒素となって絶滅したという説もあります。

尿酸は食事に気をつけても家系に左右されます。尿酸値が高いのは「痛風家系」、尿酸値が低いと、活性酸素が処理できない「がん家系」です。

尿酸値が高ければ、体をアルカリ性に保つためのアルカリ性食品と、ビタミンB_3（ナ

イアシン）の摂取を心がけます。

尿酸値が低ければ、活性酸素を取り除くＥＰＡやビタミンＥ、アスタキサンチンなどの摂取を心がけます。胆汁のうっ滞があるヒトでは、水溶性の抗酸化物質のβ－グルカン、エルゴチオネイン、フコイダンなどが有効です。細胞が修復されるのに3年間と気の長い摂取が必要な栄養素です。

第6章

皮膚免疫と腸管免疫

皮膚免疫を強化しよう

消化管は体の外側

免疫についてご説明するにあたって、「発生」段階の体の成り立ちについて見直す必要があります。本書の最初に説明した重要な部分のまとめです。

私たちが摂取した栄養素は、腸から吸収されると体の中に入ります。食物（栄養）が消化器系（口・胃腸）にあるうちは、体の外です。

消化器系は体の外側なので口、胃、腸には細菌が住んでいます。口には歯周病菌や虫歯菌、胃にはピロリ菌、腸には腸内細菌、そして皮膚にはブドウ球菌やカビという具合です。

循環器系は本来無菌なので、菌が侵襲するのは緊急事態です。

胚（消化管になる内胚葉は、もともと外胚葉の一部）が陥没して腸管ができるので、発生から見ると、優先順位は、腸管免疫よりも皮膚免疫が先です。

胚が凹んで腸になった原始的な空腸動物では、消化器系の入り口と出口が一緒です。ヒトのような高等動物では腸管が貫通して、口の反対側に肛門ができました。

消化器系は体の外なのでフタがあります。唇、噴門、幽門、肛門です。皮膚免疫と

図 47　消化管は体の外側

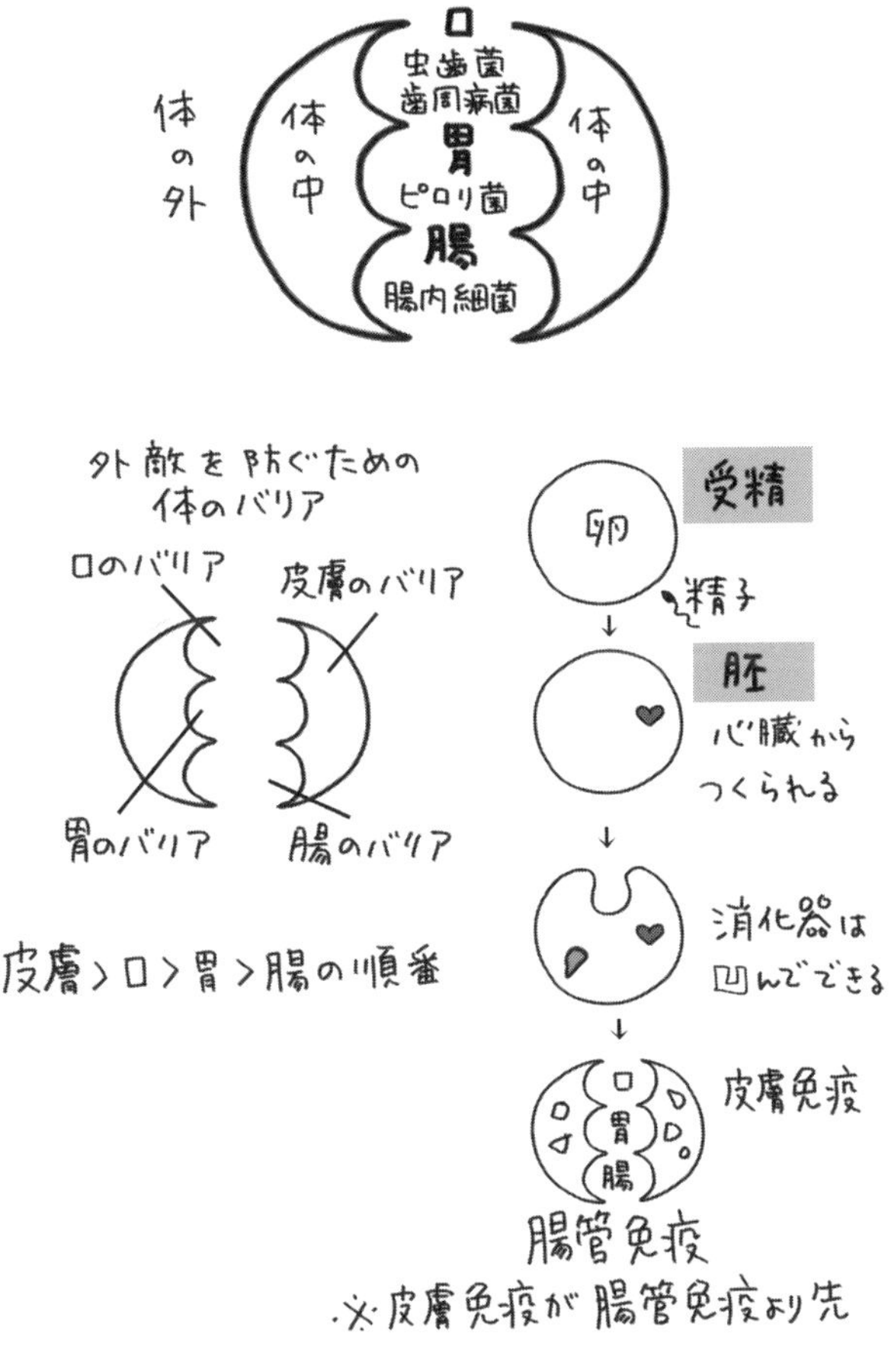

腸管免疫はいずれも体の外側の免疫なのです。

免疫の70％は腸管免疫といわれますが、皮膚免疫が同じくらい重要です。花粉症のような、粘膜や皮膚に表れる症状は皮膚免疫が担当しています。歯周病にも皮膚免疫が大いに関わっています。

水虫やイボ、頑癬のような難治性の皮膚疾患は、皮膚免疫の破綻による感染です。皮膚免疫は体のバリアなのです。

消化器系の入り口の口腔にも免疫に関わる組織が点在しています。

食事がはじまると、視覚、嗅覚、味覚を介して刺激が脳に伝わり、胃が活動をはじめます。続いて、脳から大腸にも伝令が発信されます。「脳腸相関」です。

小腸は脳のコントロールを受けずに自律的に動いています。ですから、事故や腫瘍で脳を損傷しても、小腸は自発的に活動しています。

免疫は上げるのではなくて整えるもの

腸内細菌がブームの昨今ですが、大腸は食物排泄の最終段階であり、未消化のタンパク質で大腸が汚れる原因を辿ると胃酸の分泌不足です。

さらに栄養素の吸収は小腸が担っているので、吸収と排泄の区分けは小腸の役目です。排泄の誤選別が生じて、大きな分子が循環器系に入ると、異物排除のために、アレルギーを発症します。「リーキーガット（漏れる腸）」です。

近年「免疫力を上げる」という言葉をよく耳にします。

70歳のヒトの免疫力は、20歳時の10％程度です。そのため、免疫力が低下すると、口の中の常在菌が肺や循環器系に侵入して、命に関わることがあります。

このように、免疫は生命活動の中で大変重要な役割を担う一方、免疫を上げ過ぎると自己免疫疾患になります。そこで「免疫を整える」ことを考えます。

「ペラグラ」という疾患は、皮膚炎から腸炎に至り、脳炎になる病気です。これまで風土病と考えられてきましたが、トウモロコシを主食とする地域で発生率が高いことから、栄養欠損が疑われ、ビタミンB_3（ナイアシン）の不足が原因だということがわかりました。

このことからも、皮膚と消化器系と脳が栄養素を介して密接に関係していることがうかがえます。

そこで、免疫を整える栄養素のおさらいをしてみましょう。前述のヘルパーT細胞のバランスを保つ栄養素です。

ビフィズス菌の餌になる水溶性食物繊維のイヌリン、短鎖脂肪酸（酢酸、酪酸）、脂肪酸のEPA、免疫を司るタンパク質のIgAをつくる材料になるビタミンA、グルタミン、悪玉菌から鉄を奪うラクトフェリンです。

タンパク質（必須アミノ酸）、ビタミンC、鉄、ビオチン（ビタミンH）も粘膜を構築する材料として大切です。

皮膚免疫（体のバリア）を整える栄養素

まず、皮膚のコラーゲンを構成するタンパク質、ビタミンC、鉄がベースになります。

細胞はリン脂質（レシチン）、飽和脂肪酸と不飽和脂肪酸の3つのパーツでできていて、2列に並んでいます。個々の膜がゲートになっていて、細胞の内側と外側の物質やエネルギーの出し入れをしています（P162の図46参照）。

ω（オメガ）3の亜麻仁油のような不飽和脂肪酸とDHAは、いずれもEPAが最終産物なので、EPAを摂れば、代謝のプロセスを経る必要がありません。ロスが少なく効果が迅速です。

不飽和脂肪酸は摂取バランスが大切だとする見解もありますが、ω9脂肪酸のオリーブ油は炎症を引き起こしやすいものです。

飽和脂肪酸は生体で合成できます。活性酸素を分解するために働くのはゼアキサンチン。細胞膜が壊れないように、ビタミンE（d－αトコトリエノール）が細胞を引き締めています。

免疫力を向上させて皮膚のバリアを整えるためには、ビタミンD_3、亜鉛、タウリン、ビオチンが有効です。ビタミンD_3の役割は後述します。

B群貧血による末端冷え性で循環不全に陥り、皮膚表面の免疫力が低下すると、ヒトパピローマウイルスに感染してイボや掌蹠膿疱症《しょうせきのうほうしょう》、難治性の皮膚炎（吹き出物）、水虫、頑癬が長引きます。

現代人は皮膚免疫が破綻しているヒトが多い

血液検査では、ほとんどのヒトの皮膚免疫が低下し、その中の1割程度のヒトでは皮膚免疫が破綻するほど低下しています。

吹き出物、頬の皮膚の長期掻痒感、水虫、花粉症、次々とイボが増える、乾癬、頑癬、疥癬（インキンタムシ）、疣贅（イボ）、治りにくい傷等々……。これら皮膚粘膜トラブルの多くは「皮膚免疫の破綻」による、ヒトパピローマウイルス（約150種におよぶ）やカビ（カンジダ菌）の感染です。

口の中に至っては、口内炎、歯周病も粘膜の弱体化、すなわち「皮膚・粘膜免疫の破綻」による感染症が一因です。

鼻粘膜が関わる花粉症は、皮膚免疫を整えると改善されます。花粉症のようなI型アレルギーも悩むヒトが多い症状です。

これらが発症する仕組みを抑制する物質として、近年注目されているのが、柑橘類に含まれるナリルチンという成分です。その他、タウリンやビタミンD_3、ビオチン、亜鉛のような皮膚免疫を整える栄養素を用います。

猫背、X脚、O脚、骨粗鬆症は「プチくる病」だ

日照時間が少ない地方で、背骨の発育不全の子どもが問題になったのが「くる病」です。陽にあたらないために、ビタミンD_3が不足して、カルシウムが骨に沈着しないために骨が脆弱となり、筋肉に引かれて変形します。

図48　ビタミンD_3が不足すると骨が脆弱となり「くる病」になる

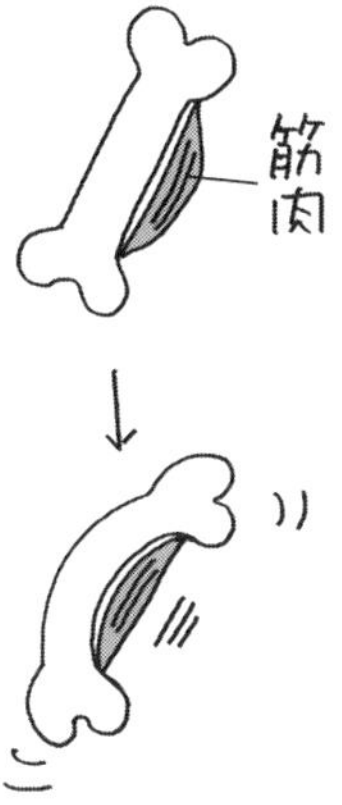

日本では100年ほど前に、日照時間が少ない富山県で発見されました。家庭環境や医学が整っていない時代の風土病だと思われがちですが、O脚やX脚も幼少時に日光を浴びなかったために、骨密度が低く、筋肉の牽引力に耐えられずに、足の腓骨や脛骨が変形した可能性があります。

猫背、骨粗鬆症もくる病の一種といえま

す。顎骨でも同じ現象が生じ、顎関節症の誘因となります。

ビタミンD_3は、皮膚免疫にも関わっています。皮膚免疫の破綻はビタミンD_3の値を調べるとわかります。

骨粗鬆症では、カルシウムを摂取しても骨密度がなかなか改善されないため、ビタミンD_3の値を確認します。

ビタミンKもカルシウムの吸収に関わるので、同時に投与します。また、マグネシウムとカルシウムは「ブラザーイオン」と呼ばれ、協調して働くので、どちらの栄養素も必要になります。

血液検査でわかる皮膚免疫

- ビタミンD_3が10以下
- WBC
- 血小板数
- 好塩基球
- 好酸球
- 分葉核球
- リンパ球
- 単球
- A／G比
- アルファ2グロブリン
- γグロブリン
- ACP
- ナトリウム、カリウム、マグネシウム
- CRP

おわりに

本書は、当医院で行った2万人の口腔内所見と口腔内顕微鏡像、そして約2000人の心身の不調の根本原因を探るための72項目の血液検査および尿検査から得られたデータをもとに解析しました。

さらに私が培ってきた30年間の西洋医学知見と、東洋医学をはじめとする代替医療を加味しています。

その結果、最高の予防医学の指南書、オーソモレキュラー（分子栄養医学）を超える「ビヨンド・オーソモレキュラー」に仕上がったと自負しています。

ヒトの情報は口の中に集約されています。

さらに血液に凝縮されています。

この仕組みは、分子の構造が惑星の構造の縮小のように、森羅万象はフラクタル性

（自己相似形）を備えるという法則に準じています。

人体にもこのホログラフィー性が備わっているので、口と血液の情報から、そのヒトの状態を把握することができるのです。

さらに検査の礎に、免疫学を45年間修めた医師の鶴純明先生による、３万人の血液データの解析値があります。

もうひとかた、健康カウンセラーの高橋黎子先生から多くのお力添えをいただきました。これまでの25年間のキャリアで、健康管理を担当したクライアントはひとりもがんになっていないという実績をお持ちです。

多大なご教授をいただいた鶴純明先生、高橋黎子先生にこの場をお借りして感謝申し上げます。

日本の保険医療体制は世界に類を見ない素晴らしい制度です。多くの疾病は、保険でまかなうことができます。

しかし、昨今の傾向として「医科の応召義務」が見直されつつあります。

このことは『赤ひげ診療譚』に登場する「患者さんを救う医師は、神の意識を持って、いかなる事態でも対応する」という医療倫理観から「健康は自己責任です」という方向へ転換したことを意味します。

そこで、予防医学へのパラダイムシフトが急務となります。

生活習慣病のような長い潜伏期間を経て発症する病気を「未病」のうちに予防し、「健康寿命」を亢進するのが予防医学の目的です。

また、日本人の、美やアンチエイジングに対する意識も向上しています。健康と美は左右の車輪のように相関しています。そこで「ライフ・エクステンション（抗老化健康術）」という概念が生まれました。

5人に1人の要介護にならないために。

2人に1人のがんにならないために。

50％のヒトが100歳を超える長寿社会に備えて最後までエレガントでダンディを全うするために、日々、「科学的真理」から答えを得ようと試行錯誤を繰り返しています。

カバー写真には、フランス人の写真家、ピエール・ジャベル（Pierre・Javelle）氏の作品を使用させていただきました。

ジャベル氏は、食品を用いたミニチュア写真の先駆者です。日本人の奥様（Akiko・Ida）と共に、フランスを中心に世界で活躍されていて、食と健康に造詣が深いことでも知られています。

WEBサイトでは、ジャベル氏の作品を見ることができます。

https://minimiam.com

最後に、多大なご助言をいただいた編集の松島さん、公私に渡るご意見番の諸星覚氏にお礼申し上げます。

予防医学が机上の空論にならないように、歯磨きジェルや栄養素の開発を後押ししてくれた、大先輩の早船正彦先生、実業家のヒム・ウッディン氏に感謝申し上げます。

妻と家族、スタッフ、多くのご知見をいただいた患者様に心から深謝いたします。

この本が皆様の健康のお力添えになれば幸甚です。

2019年12月

歯学博士・口腔内科医　清水英寿

付録I

未病・栄養欠損・家系的弱点をリサーチするための血液検査項目

（誘因、原因、根本原因を確認するための項目も列挙しました）

●タンパク質欠損に関わる項目
リンパ球数、総蛋白、アルブミン、α1グロブリン、α2グロブリン、γ-GTP、コリンエステラーゼ、チモール混濁試験、総ビリルビン、尿素窒素、尿酸、総コレステロール、HDLコレステロール、LDLコレステロール、中性脂肪、マグネシウム、鉄、不飽和鉄結合能、リポ蛋白、ペプシノゲンI、フェリチン
●代謝水の不足（ドロドロ血液）に関わる項目
赤血球数、ヘモグロビン、ヘマトクリット、平均赤血球血色素濃度、タンパク質欠損に関わる項目
●腎機能に関わる項目
クレアチニン、推算GFR、マグネシウム、クロール
●黄色人種（日本人）体質に関わる項目
GOT、GPT、尿素窒素、LDLコレステロール
●胃のコンディション、ピロリ菌の感染に関わる項目
ペプシノゲンI、ペプシノゲンII、ペプシノゲンIペプシノゲンII比、H.ピロリ菌抗体、タンパク質欠損に関わる項目
●ビタミンA欠損に関わる項目
尿酸値、HDLコレステロール
●ビタミンB群欠損に関わる項目
白血球数、赤血球数、平均赤血球容積、平均赤血球血色素量、好中球数、網状赤血球数、GPT、乳酸脱水素酵素、γ-GTP、アミラーゼ、リポ蛋白、ペプシノゲンI、ペプシノゲンII
●鉄不足の貧血、隠れ貧血に関わる項目
βグロブリン、白血球数、赤血球数、血色素量、ヘマトクリット、平均赤血球血色素濃度、平均赤血球血色素量、平均赤血球血容積、網状赤血球数、鉄、網状赤血球数、コリンエステラーゼ、総ビリルビン、フェリチン、タンパク質欠損に関わる項目

●亜鉛不足に関わる項目

βグロブリン、白血球数、赤血球数、血色素量、ヘマトクリット、平均赤血球血色素濃度、平均赤血球血色素量、平均赤血球血容積、網状赤血球数、鉄、網状赤血球数、コリンエステラーゼ、総ビリルビン、フェリチン、アルブミン、アルカリフォスファターゼアイソザイム、25ビタミンD_3

●心臓の疲労に関わる項目

βグロブリン、白血球数、赤血球数、血色素量、ヘマトクリット、平均赤血球血色素濃度、平均赤血球血色素量、平均赤血球血容積、網状赤血球数、鉄、網状赤血球数、コリンエステラーゼ、総ビリルビン、フェリチン、HDLコレステロール、CRP、クレアチンキナーゼ、タンパク質欠損に関わる項目

●甲状腺機能に関わる項目

甲状腺刺激ホルモン、甲状腺ホルモン（T3、T4）、総コレステロール、HDLコレステロール、中性脂肪、ナトリウム、カルシウム、クレアチンキナーゼ

●胆汁うっ滞に関わる項目

γ-GTP、アルカリフォスファターゼアイソザイム、直接ビリルビン

●免疫バランス・皮膚免疫に関わる項目

25ビタミンD_3、白血球数、白血球数、血小板数、好塩基球、好酸球、分葉核球、リンパ球、単球、α2グロブリン、γグロブリン、アルカリフォスファターゼアイソザイム、ナトリウム、カリウム、マグネシウム、ＣＲＰ、アルブミングロブリン比、γグロブリン、GPT、クレアチンキナーゼ

●潜在感染に関わる項目

白血球数、血小板数、好塩基球数、好酸球数、好中球数、リンパ球数、単球数、アルブミングロブリン比、α1グロブリン、α2グロブリン、GOT、GPT、乳酸脱水素酵素、アルカリフォスファターゼアイソザイム、直接ビリルビン、CRP、クレアチンキナーゼ

●交感神経過緊張・心理ストレスに関わる項目

白血球数、血色素量、血小板数、好酸球数、好中球数、リンパ球数、尿酸値、カリウム、鉄、ペプシノゲンⅠ、GPT、アミラーゼ

●副腎疲労症候群に関わる項目

中性脂肪、血糖値、HbA1c、交感神経過緊張・心理ストレスに関わる項目

●酸化ストレス（活性酸素の多産）に関わる項目

総ビリルビン、間接ビリルビン、尿酸値、LDLコレステロール

●嗜好性（飲酒、喫煙、カフェイン）に関わる項目

白血球数、血色素量、GOT、GPT、γ-GPT、コリンエステラーゼ、フェリチン、直接ビリルビン、中性脂肪、CRP、脂肪肝に関わる項目

●骨粗鬆症に関わる項目

25ビタミンD_3、ビタミンK、マグネシウム、カルシウム、アルカリフォスファターゼアイソザイム

●脂肪肝、高脂血症、糖尿病、肥満に関わる項目

アルブミングロブリン比、GOT、GPT、アルカリフォスファターゼアイソザイム、γ-GTP、乳酸脱水素酵素、コリンエステラーゼ、中性脂肪、フェリチン、乳び（血液の白濁）、血糖値、HbA1c、リポ蛋白、中性脂肪、タンパク質欠損に関わる項目

●運動不足に関わる項目

脂肪肝に関わる項目、中性脂肪、タンパク質欠損に関わる項目

●虚血性疾患・細胞膜脆弱注意に関わる項目

好中球数、βグロブリン、カリウム、鉄、乳酸脱水素酵素、クレアチンキナーゼ、尿酸値、HDLコレステロール、LDLコレステロール、総ビリルビン、直接ビリルビン、間接ビリルビン

●タンパク質の糖化に関わる項目

乳び（血液の白濁）、γ-GTP、尿素窒素、チモール混濁試験、ビタミンB群不足に関わる項目、運動不足に関わる項目

●痛風に関わる項目

好中球数、尿酸、乳酸脱水素酵素

●老化に関わる項目

アミラーゼ、アルカリフォスファターゼアイソザイム、ペプシノゲンⅠ、ペプシノゲンⅡ、ペプシノゲンⅠペプシノゲンⅡ比

●味覚障害に関わる項目

アルカリフォスファターゼアイソザイム、アミラーゼ、フェリチン、25ビタミンD_3

●高血圧に関わる項目

アンギオテンシンⅠ、アンギオテンシンⅡ、CRP、LDLコレステロール

●がんのリスク、再発のリスクに関わる項目

GOT、GPT、γ-GTP、総コレステロール、中性脂肪、貧血に関わる項目、タンパク質欠損に関わる項目

付録2　メディカルチェック（問診）

● 基本チェック
・年齢、身長、体重、ＢＭＩ
・血液型
・既往歴
・職業（学生、社会人）
・服用している薬がある
・服用しているサプリメントがある
・慢性疾患がある

● 口の中のチェック
・口の中に銀歯がある
・銀歯の周囲の歯肉が荒れている、歯肉が黒い
・口臭が気になる
・唾液の分泌量が少ない、口が渇く
・食事や起床時に金属臭を感じる
・舌がギザギザしていて厚い
・いびきをかく
・歯ぎしり、くいしばりがある
・口内炎ができやすい、口の中が荒れやすい
・歯肉が出血しやすい
・歯肉の退縮が気になる
・矯正治療の経験がある
・インプラントの処置がある

● 食事の傾向、嗜好性のチェック
・炭水化物（ご飯、麺類）が多い
・野菜が多い
・ベジタリアン
・玄米菜食
・ビーガン
・肉が嫌い
・甘い物が好き
・飲酒が多い
・喫煙がある
・コーヒーが多い
・緑茶が多い
・朝食を摂らないか少ない
・外食が多い
・インスタント食品が多い
・ジャンクフードが好き
・食欲がない
・食事が不規則
・好き嫌いが多い
・食前または食後に胃がもたれやすい
・早食い、良く噛まない
・朝食を摂らない
・食後に眠くなる（寝落ちする）

● コンディションのチェック
・パソコンをよく使う

- 携帯電話をよく使う
- 花粉症がある
- 金属アレルギー
- 掌や足の裏がかぶれる
- 眼精疲労がある
- 関節炎がある
- 後頚部の痛みがある
- 頭重感がある
- 寝つき目覚めが悪い
- 職場でストレスが多い
- 家庭でストレスが多い
- 肌にツヤがない
- シワが多い
- 夕方靴がきつくなる、足がむくみやすい
- 疲れやすい
- ダイエットしても痩せない
- 思考力、集中力が低下した
- うつ傾向がある
- うっかりミスが多い
- 日中急に眠気に襲われる
- 乾燥肌
- アトピー性皮膚炎がある
- ニキビ吹き出物が多い
- 顔にシミがある
- 治りにくい皮膚疾患がある
- ドライアイ
- イボ、魚の目がある
- 風邪をひきやすい
- 紫外線を良く浴びる
- 疲れが取れにくい、疲れやすい
- ストレスが多い
- イライラしやすい
- 筋肉痛がでやすい
- 不眠症（寝起き、寝つきが悪い）
- 肩こり、片頭痛がある
- 腰痛がある
- 四十肩、五十肩の経験がある
- 座骨神経痛の経験がある
- 足がつりやすい
- 手足がしびれることがある
- アレルギー体質
- 首や背中が痛む
- まぶたがぴくぴくしやすい
- 筋肉の衰えを感じる
- 消化不良を起こしやすい
- けがの治りが悪い
- めまいがある
- 耳なり、難聴がある
- アザができやすい
- 動悸がしやすい
- 立っているのが辛い
- 軽い動作で息切れする
- 冷え性、寒がり
- 手足の末端がいつも冷たい
- 冬にしもやけができる
- 毛穴が開いている、肌のきめが粗い
- 化粧ののりが悪い
- 抜け毛、切れ毛が多い
- 髪がパサつく

・爪が割れる、脆い
・下痢をしやすい
・胸が苦しくなる
・水を飲むときむせる
・ノドの違和感がある、飲み込みにくい
・鼻づまり、鼻水が治らない
・いつもだるい
・便秘、下痢になりやすい
・無気力
・つまづきやすい
・運動はおっくう
・痩せている（BMIが18以下）
・ダイエット中、ダイエット歴がある
・眠りが浅い
・1日の平均体温が36.5度以下
・ノドの炎症から風邪をひきやすい
・冬場の就寝で電気毛布や靴下を使う
・汗が出にくい
・熱いお風呂やサウナが苦手
・対人関係で緊張しやすい
・物忘れが多い
・うっかりミスが多い
・夜12時過ぎまで起きている事が多い
・目の下にクマができやすい
・目の下が膨らみやすい

● 有経女性に質問

・出産経験がある
・妊娠中
・妊活中
・生理が辛い
・生理の量が増えた
・多い日が3日以上ある
・生理不順
・生理用品の交換が多い
・生理周期が25日未満である
・子宮内膜症、子宮筋腫がある
・血の塊がでる

病気《びょうき》の原因《げんいん》は栄養欠損《えいようけっそん》が9割《わり》

2020年1月23日　初版第1刷

著　者……………………清水英寿《しみずえいじゅ》
発行者……………………坂本桂一
発行所……………………現代書林
〒162-0053　東京都新宿区原町3-61　桂ビル
TEL／代表　03（3205）8384
振替00140-7-42905
http://www.gendaishorin.co.jp/
カバー写真……………ピエール・ジャベル
デザイン………………北路社
イラスト………………たかいひろこ
編集協力………………オフィスふたつぎ

印刷・製本　㈱シナノパブリッシングプレス

乱丁・落丁はお取り替えいたします。
定価はカバーに表示してあります。

ISBN978-4-7745-1807-7　C0047